IL LIBRO DI CUCINA SULLA DIETA VEGANA PER AUMENTARE LA POTENZA E LA MASSA MUSCOLARE PER I PRINCIPIANTI 2021/22

L'ultimo libro di cucina sulla dieta vegana per atleti e costruttori di muscoli, perdere peso facilmente e costantemente e dare al tuo corpo energia, potenza e bellezza. Mangia sano per sentirti in forma.

Robert Verdini

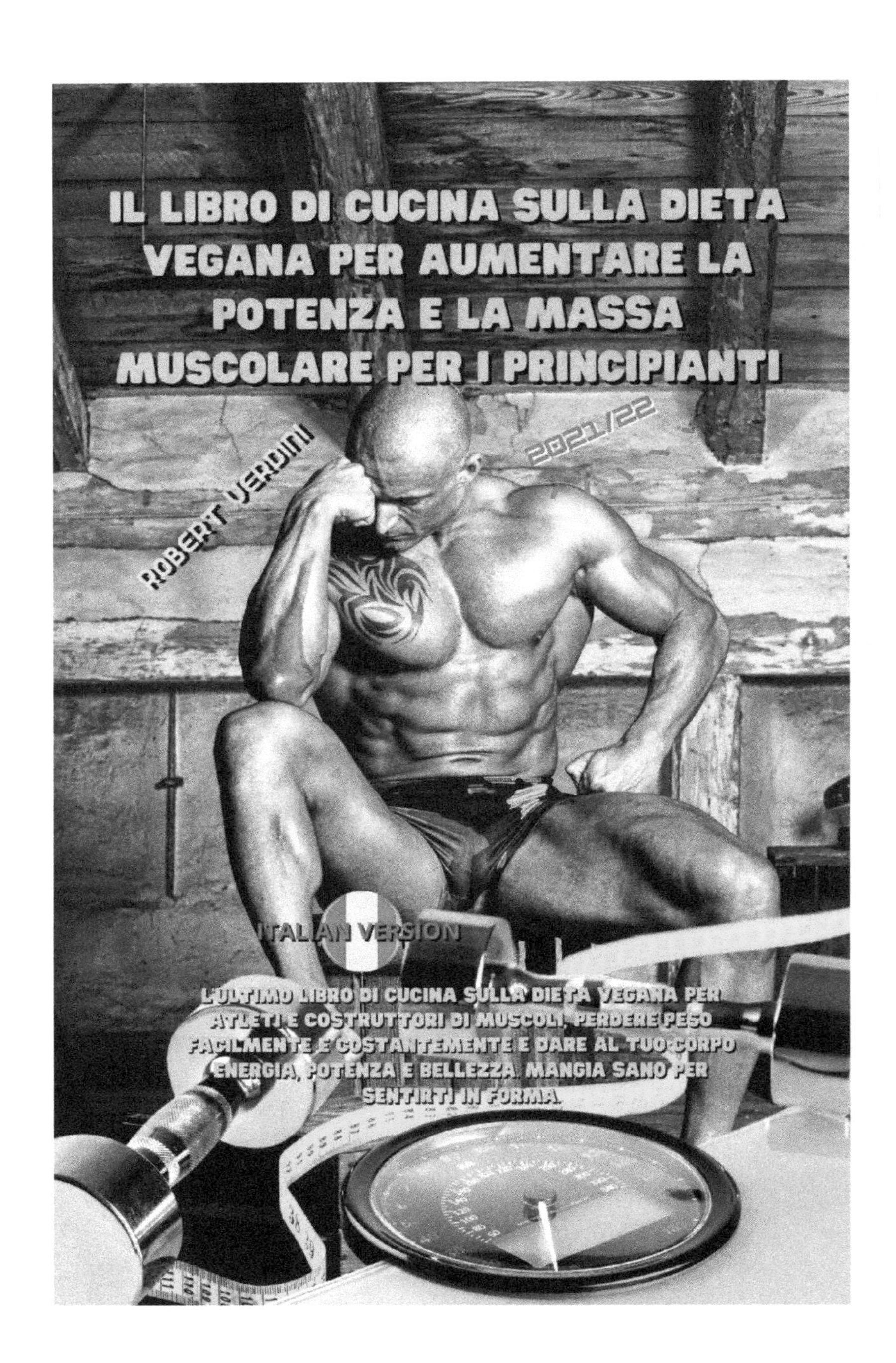
IL LIBRO DI CUCINA SULLA DIETA VEGANA PER AUMENTARE LA POTENZA E LA MASSA MUSCOLARE PER I PRINCIPIANTI
ROBERT VERDINI
2021/22
ITALIAN VERSION
L'ULTIMO LIBRO DI CUCINA SULLA DIETA VEGANA PER ATLETI E COSTRUTTORI DI MUSCOLI, PERDERE PESO FACILMENTE E COSTANTEMENTE E DARE AL TUO CORPO ENERGIA, POTENZA E BELLEZZA. MANGIA SANO PER SENTIRTI IN FORMA.

SOMMARIO

Inoltre, la trasmissione, la duplicazione o la riproduzione di uno dei seguenti lavori, comprese informazioni specifiche, saranno considerati un atto illegale indipendentemente dal fatto che sia fatto elettronicamente o in stampa. Ciò si estende alla creazione di una copia secondaria o terziaria dell'opera o di una copia registrata ed è consentita solo con il consenso scritto espresso dell'editore. Tutto i diritti aggiuntivi sono riservati.

Le informazioni nelle pagine seguenti sono ampiamente considerate un resoconto veritiero e accurato dei fatti e, in quanto tali, qualsiasi disattenzione o uso improprio delle informazioni in questione da parte del lettore renderà tutte le azioni risultanti esclusivamente sotto la loro responsabilità. Non ci sono scenari in cui l'editore o l'autore originale di quest'opera possa essere in alcun modo ritenuto responsabile per eventuali difficoltà o danni che potrebbero accadere dopo aver intrapreso le informazioni descritte nel presente documento.

Inoltre, le informazioni nelle pagine seguenti sono destinate solo a scopi informativi e dovrebbero quindi essere coniate come universali. Come si addice alla sua natura, viene presentato senza garanzie per quanto riguarda la sua validità prolungata o la qualità provvisoria. I marchi menzionati sono fatti senza consenso scritto e non possono in alcun modo essere considerati un'approvazione da parte del titolare del marchio.

☆ *55% OFF for BookStore NOW at $ 30,95 instead of $ 41,95!* ☆

The ultimate vegan diet cookbook for athletes

and muscle builders, lose weight easily and

consistently and give your body energy,

power and beauty. Eat healthy to feel fit.

Buy is NOW and let your Customers get addicted to this amazing book!

Introduzione

Dieta vegana per la palestra e gli atleti

Molte persone associano una dieta vegana a piatti di insalate tristi e zero proteine. Per coloro che vogliono mantenersi in forma e sviluppare i loro muscoli, la dieta vegana sembra davvero poco pratica e dannosa. Nessuno associa il vegano a una persona muscolosa.

Al contrario, ci sono molti atleti nel mondo che, grazie alla dieta vegana, hanno raggiunto i loro obiettivi.

Quindi, se siete appassionati di fitness e volete diventare vegani, non prestate attenzione alle voci infondate che circolano.

Diventare vegani non è solo una scelta etica ma anche salutare. Come per qualsiasi tipo di dieta, è necessario sapere come bilanciare gli alimenti e mangiare tutto ciò di cui si ha bisogno.

Macronutrienti e linee guida

Una dieta sana parte da una buona distribuzione di macronutrienti, cioè proteine, lipidi e carboidrati.

Per vivere, abbiamo bisogno di tutti e tre ma in quantità diverse.

Le linee guida a questo proposito indicano queste percentuali

- 20% per le proteine

- 30% per i lipidi

- 60% per i carboidrati

La percentuale si riferisce alle calorie giornaliere; per esempio, se mangiamo 1800 calorie al giorno, il 20% deve essere composto da proteine, grassi e 60% di carboidrati.

Le percentuali possono ovviamente cambiare a seconda del vostro stile di vita.

Una questione di equilibrio

Ci sono sei importanti gruppi alimentari

- **Cereali**
- **Alimenti proteici**
- **Verdure**
- **Frutta**
- **Grassi**
- **Frutta secca**

Devi mangiare una quantità precisa di questi alimenti per poter soddisfare i tuoi bisogni nutrizionali.

Esempio di una dieta tipica di 1800 calorie

Colazione: 1. Latte vegetale con aggiunta di calcio e vitamine D e B 200 ml, due fette di pane tostato integrale con crema di nocciole (2 cucchiaini)

es 2. stesso latte vegetale con 40 grammi di avena e dieci mandorle.

Pranzo: Quinoa 70 gr con verdure saltate o

70 gr di riso integrale con zucca

Spuntini: 1 frutta o cioccolato sciolto due cubetti con frutta secca o yogurt al cocco con frutta secca

Cena: 250 gr di tofu in salsa di soia con pane proteico

Bisogna sempre variare il menu, puntando anche su frutta e verdura di stagione.

Dove trovare il pane proteico vegano

Sul mercato ci sono diversi preparati proteici. Ci sono anche torte proteiche con quasi 0 grammi di carboidrati

un vero sogno per chi magari vuole seguire una dieta chetogenica o ad alto contenuto proteico per rinforzare i muscoli purtroppo sono tutti a base di siero di latte, quindi non vegani!

Fortunatamente, diverse aziende hanno creato preparati proteici adatti ai vegani, utilizzando proteine di pisello, soia, riso o semi.

Queste proteine non hanno nulla da invidiare alle proteine classiche, e contengono tutti gli amminoacidi essenziali e proteine con un eccellente valore biologico. Esistono in vari formati: polvere, barrette, bocconcini e pane.

Proteine vegane pre e post allenamento

Ottenere la giusta quantità di proteine non è sempre facile, soprattutto se sei uno sportivo e i grammi di proteine necessari sono molto alti, inoltre le proteine in polvere hanno un alto valore biologico e sono concentrate, con pochi grassi e carboidrati.

Le proteine vegane derivano da 4 fonti proteiche di alta qualità: piselli, semi di canapa, riso e semi di girasole.

Sono disponibili in 3 gusti: Vaniglia, Cioccolato e Fragola.

Le proteine vegetali a base di isolati proteici di pisello e riso da agricoltura biologica

hanno un'alta digeribilità, la solubilità è eccellente sia con l'acqua che con il latte.

Una porzione (30 g) ha un contenuto calorico ridotto. Senza soia, senza dolcificanti.

Con 18,6 g di proteine per porzione e 6,52 g di carboidrati. in 3 gusti: cacao, vaniglia e mirtilli.<h2

Mettiamo da parte i numeri e l'introduzione e andiamo direttamente alle cose più importanti, che sono le ricette....

In questo libro ho preparato una serie di ricette vegane pensate per gli atleti come te, alimenti che ti aiuteranno a sviluppare muscoli, energia e potenza in modo costante nel tempo.

Buona lettura

COLAZIONE VEGANA

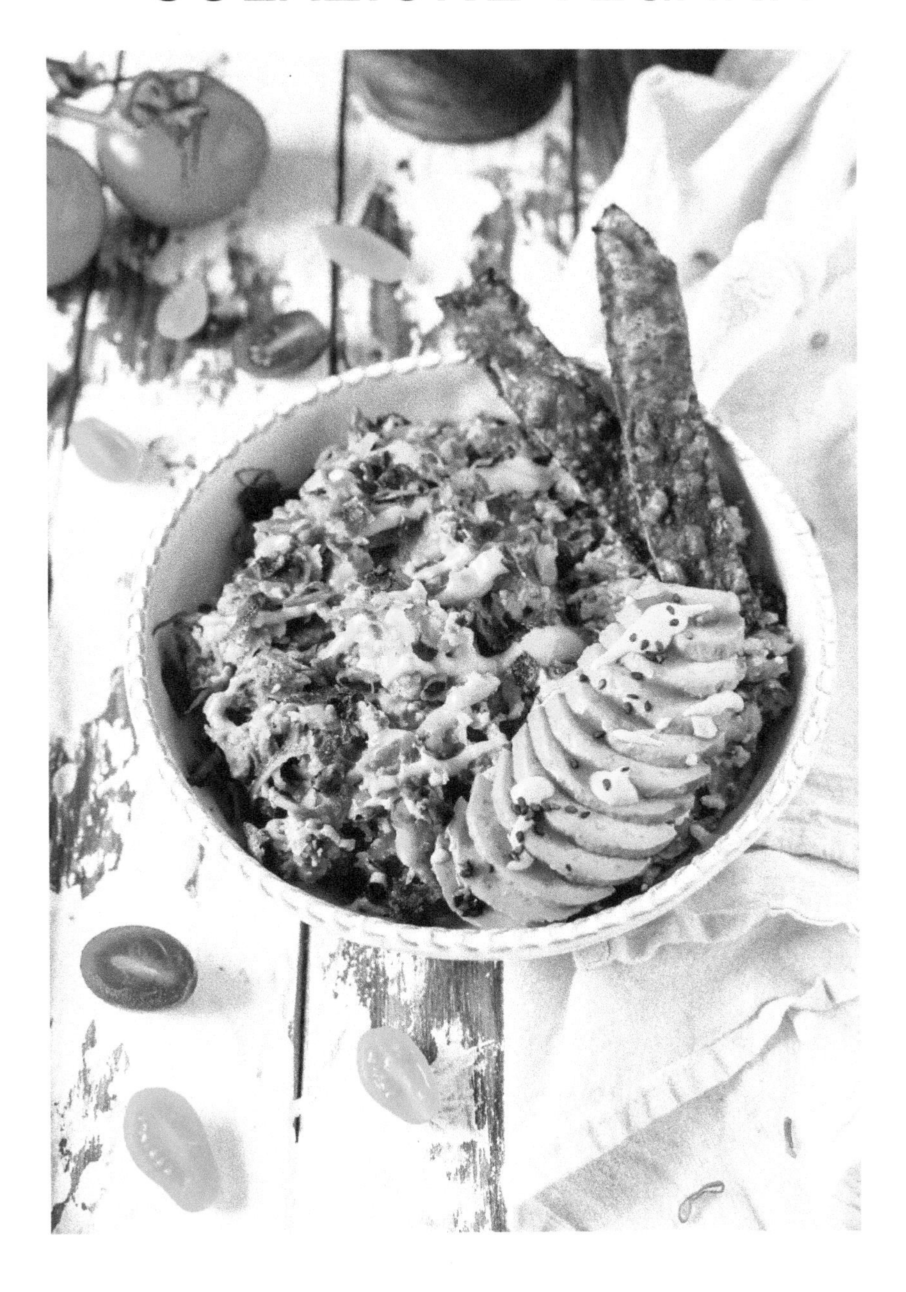

Spinaci e Tofu Scramble

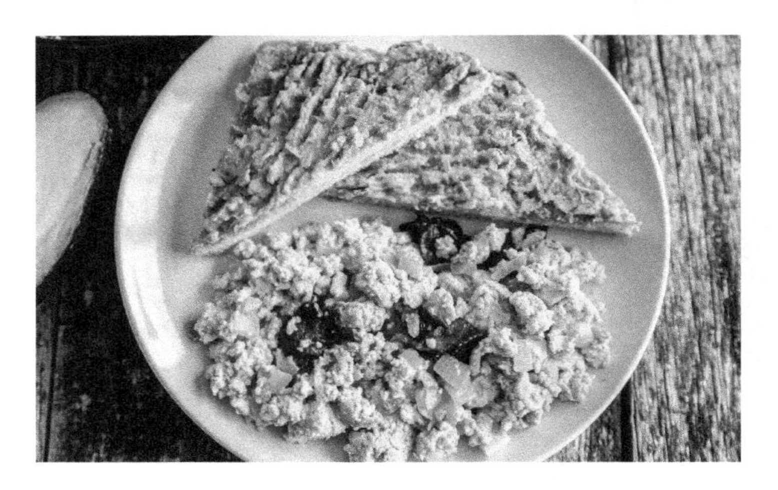

Porzioni: 2
Ingredienti:

2 pomodori, tagliati a dadini
2 spicchi d'aglio, tritati
3/4 di tazza di funghi freschi, affettati
1 tazza di spinaci, sciacquati
2 1/2 tazze di tofu sodo o extra duro, sbriciolato
1/2 cucchiaino di soia a basso contenuto di sodio salsa
1 cucchiaino di succo di limone
sale e pepe nero macinato, quanto basta

Indicazioni:

Spruzza una padella medio grande con uno spray da cucina e mettila a fuoco medio.
Aggiungere i pomodori, l'aglio e i funghi e rosolare per 2/3 min.
Abbassa la fiamma e aggiungi il tofu e gli spinaci, la salsa di soia e il succo di limone. Coprire con un coperchio ben aderente e cuocere per 5-7 minuti, mescolando di tanto in tanto. Cospargere con sale e pepe.

Valori nutrizionali:

Calorie: 250
Proteine: 27 grammi Carboidrati: 10 grammi
Grassi: 13 grammi

Tempeh Hash

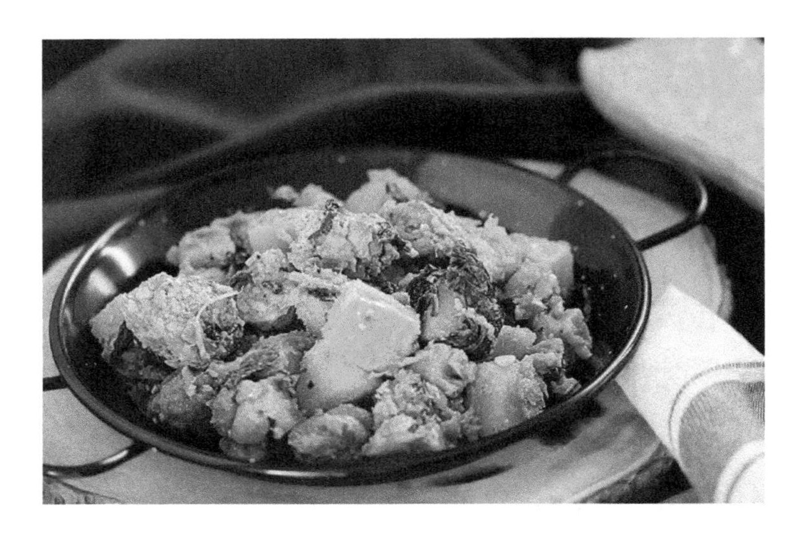

Porzioni: 4
Ingredienti:

14 once di tempeh, tagliato a cubetti da 1/2 pollice
Quattro patate medie, sbucciate e tagliate a cubetti
1 cipolla, a dadini
2 cucchiai di salsa di soia a basso contenuto di sodio
1/2 cucchiaino di aglio in polvere
sale e pepe nero macinato, quanto basta

Indicazioni:

Mettere 4 patate in una pentola capiente, aggiungere l'acqua fino a quando le patate non saranno appena coperte. Portare a ebollizione a fuoco medio-alto e cuocere per 10-15 minuti o finché sono teneri. Usando uno spray da cucina, ungere una padella grande e metterla a fuoco medio. Aggiungere le cipolle, le patate, il tempeh e la salsa di soia e rosolare. Mescola spesso, assicurandoti di cuocere tutti i lati dei cubetti di tempeh. Togliere dal fuoco e aggiungere l'aglio in polvere, il sale e il pepe

Valori nutrizionali:

Calorie: 288
Proteine: 21 grammi Carboidrati: 41 grammi
Grassi: 6 grammi

PB&J Farina d'avena

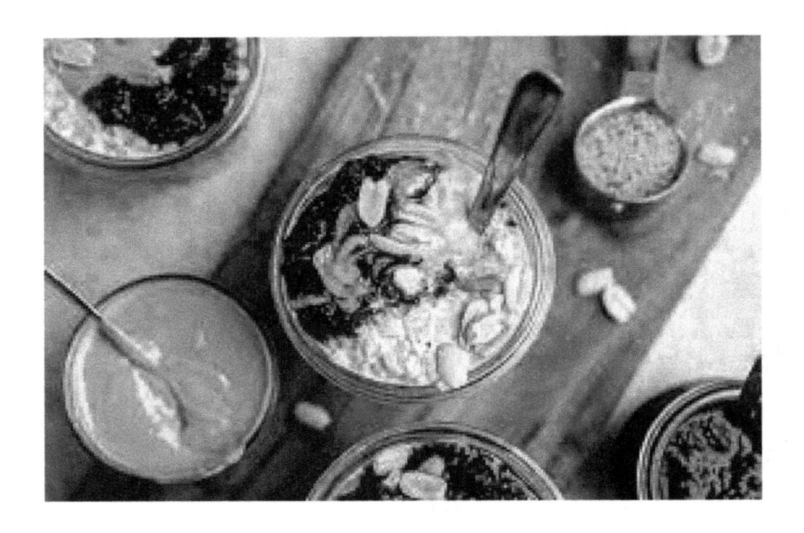

porzioni: 4
ingredienti

1/3 di tazza di avena vecchio stile
2/3 di tazza d'acqua
1 misurino di proteine in polvere (a scelta)
1/2 cucchiaino di estratto di vaniglia
1 cucchiaio di burro di arachidi
1 cucchiaio di gelatina

Indicazioni

Aggiungere l'avena e l'acqua in una piccola casseruola e portare a ebollizione fuoco medio-alto.

Abbassa la fiamma e lascia sobbollire fino a quando il 90% dell'acqua non viene assorbito.
Togliere dal fuoco, aggiungere la polvere proteica e l'estratto di vaniglia. Frusta insieme fino a quando non sono ben combinati.
Mettere la farina d'avena in una ciotola di plastica media e aggiungere il burro di arachidi e la gelatina.

Valore nutrizionale:

Calorie: 376
Proteine: 32 grammi Carboidrati: 38 grammi
Grassi: 11 grammi

Muffin alla quinoa

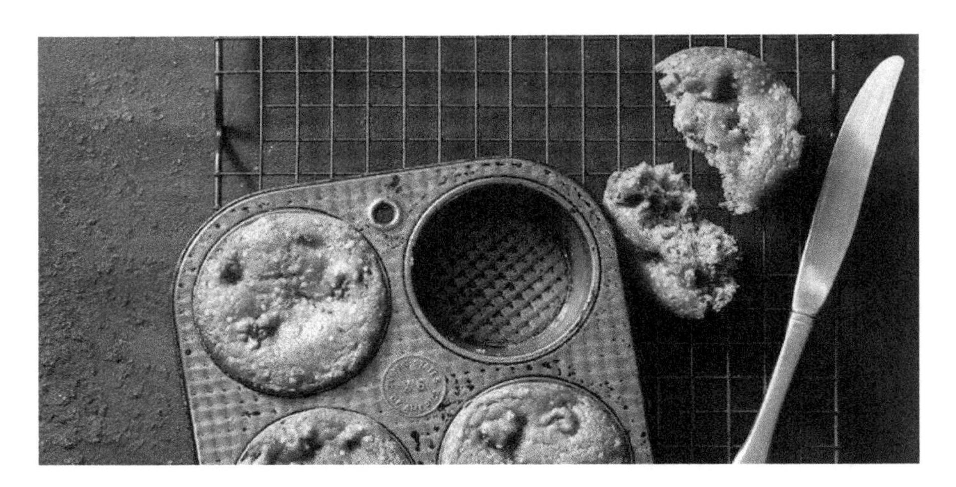

Porzioni: 4
Ingredienti:

1 1/2 tazze di farina per tutti gli usi
2 cucchiaini di lievito in polvere
1/2 cucchiaino di bicarbonato di sodio
2 pacchetti di stevia o altro dolcificante naturale
2 cucchiaini di cannella
1/2 cucchiaino di sale
3/4 tazza di crusca di frumento
1/4 tazza di crusca d'avena
3 cucchiai di semi di lino macinati
1 tazza e 1/3 di latte di mandorle
1/3 di tazza di olio di canola
1 cucchiaino di estratto di vaniglia
1 tazza di quinoa, cotta

1/2 tazza di noci, tritate
1/2 tazza di gocce di cioccolato vegano
1/2 tazza di semi di canapa

Indicazioni:

Preriscalda il forno a 400 ° F. Rivesti una teglia per muffin da 10 tazze con uno spray da cucina.
In una grande ciotola, aggiungi la farina, il lievito, il bicarbonato di sodio, la stevia, la cannella e il sale. Sbatti insieme, quindi versa la crusca di frumento, la crusca d'avena e i semi di lino e sbatti fino a quando non sono completamente combinati.
In una ciotola media di plastica separata, aggiungi il latte di mandorle, l'olio di canola e l'estratto di vaniglia. Sbatti insieme, quindi versa la quinoa e mescola per unire. Versare gli ingredienti secchi e mescolare con un cucchiaio di legno o di plastica. Incorpora le noci, le gocce di cioccolato e i semi di canapa. Fai attenzione a non mescolare troppo, dovrebbero esserci ancora alcuni pezzi.
Versare la pastella nella teglia da muffin, riempiendo ogni tazza solo per 3/4. Mettere in forno e infornare per 20-22 minuti, o fino a quando uno stuzzicadenti inserito al centro non risulta pulito.

Valore nutrizionale:

Calorie: 319

Proteine: 10 grammi Carboidrati: 45 grammi Grassi: 17 grammi

Pancake al burro di arachidi e proteine

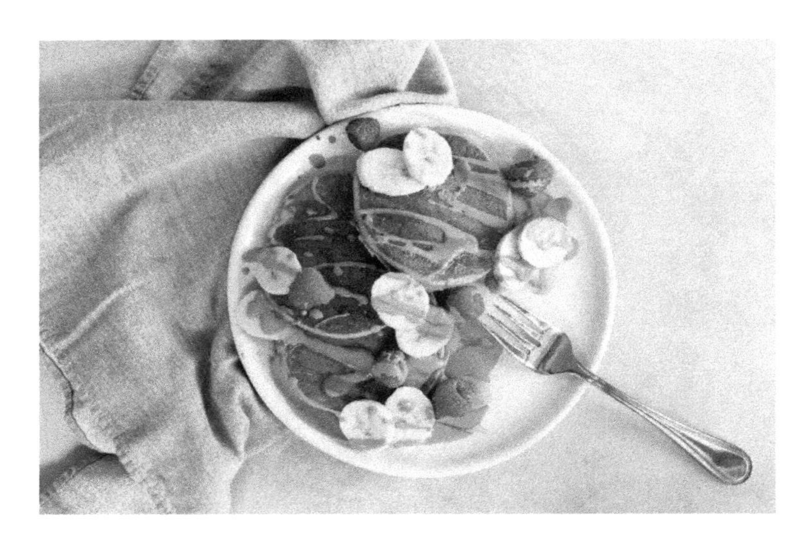

Porzioni: 1
Ingredienti:

1/2 banana, schiacciata
2 cucchiaini di burro di arachidi
1 porzione di proteine in polvere (a scelta)
1/3 di tazza di pastella per frittelle integrali
1 cucchiaino di miele

Indicazioni:

In una grande ciotola di plastica, aggiungi la banana, il burro di arachidi, le proteine in polvere e la pastella e mescola bene.
Ricopri una grande padella antiaderente con uno spray da cucina e mettila a fuoco medio.
Dividete la pastella in modo uniforme a metà e mettetela nella padella.
Cuocere, girando quando le parti superiori sono ricoperte di bolle e i bordi sembrano cotti. Cospargi il miele.

Valore nutrizionale:

Calorie: 397
Proteine: 33 grammi Carboidrati: 51 grammi
Grassi: 7 grammi

Tacos per la colazione al tofu tex-mex

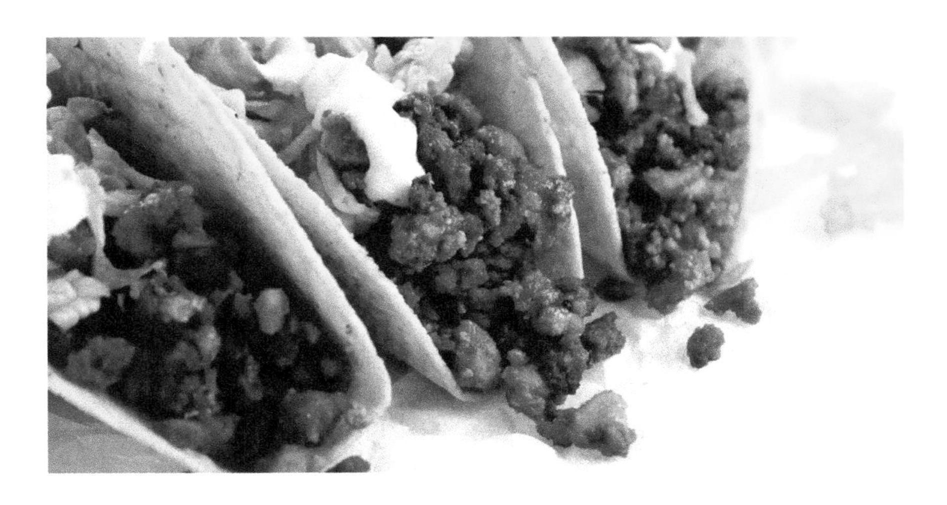

Porzioni: 4
Ingredienti:

2 (14 once) confezioni di tofu morbido, scolato
3 (6 pollici) tortillas di mais,
tagliato a listarelle
1/8 cucchiaino di curcuma
1 jalapeño, privato dei semi e tagliato a dadini
1/2 cucchiaino di paprika affumicata
4 scalogni,
rifilate e tritate
1/2 cucchiaino di sale
1/4 tazza di coriandolo fresco, tritato
2 pomodori datterini, tagliati a dadini

1/4 tazza di formaggio vegano, sminuzzato
8 (6 pollici) tortillas di mais, riscaldate
1/2 tazza di salsa (opzionale)

Indicazioni:

Ricopri una grande padella antiaderente con uno spray da cucina e mettila a fuoco medio. Aggiungere le strisce di tortilla e rosolare finché non diventano dorate e croccanti, circa 6 minuti. Trasferire in un piatto e mettere da parte.
Ricoprire la padella con uno spray da cucina. Aggiungere il tofu nella padella e sbriciolarlo in pezzi di varie dimensioni simili a uova strapazzate. Aggiungere la curcuma, il jalapeño, la paprika, lo scalogno e il sale e mescolare finché non sono ben amalgamati.
Cuocere fino a quando l'acqua rimasta nel tofu non si sarà dissolta e avrà una consistenza tenera, circa 4-6 minuti. Aggiungere il coriandolo, i pomodori, il formaggio e le strisce di tortilla. Mescola fino a quando ben amalgamato. Continua a mescolare finché il formaggio non si sarà sciolto, circa 2 minuti. Dividi in quattro porzioni uguali, quindi dividi ciascuna porzione tra 2 tortillas di mais.
Completa ogni taco con un cucchiaio di salsa.

Valore nutrizionale:

Calorie: 286
Proteine: 16 grammi Carboidrati: 26 grammi
Grassi: 9 grammi

Farina d'avena Mocha

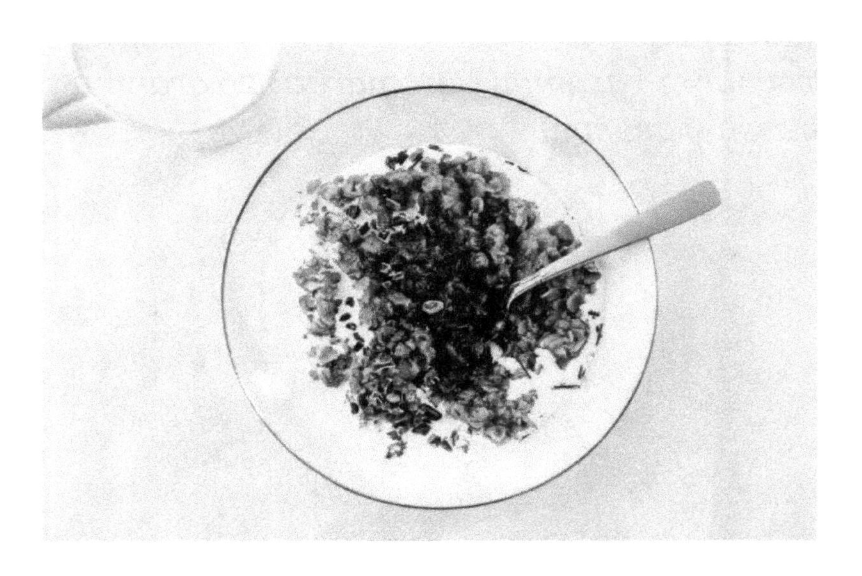

Porzione: 1
Ingredienti:

1/2 tazza di avena vecchio stile
1/2 tazza d'acqua
1/4 tazza di caffè preparato
1 cucchiaio di cacao amaro in polvere
1 cucchiaino di stevia o altro dolcificante naturale

Indicazioni:

Cuoci l'avena secondo le indicazioni sulla confezione. Mescolare caffè, cacao in polvere e stevia.

Valore nutrizionale:

Calorie: 170
Proteine: 6 grammi Carboidrati: 30 grammi Grassi: 3 grammi

PASTI PER VEGANI

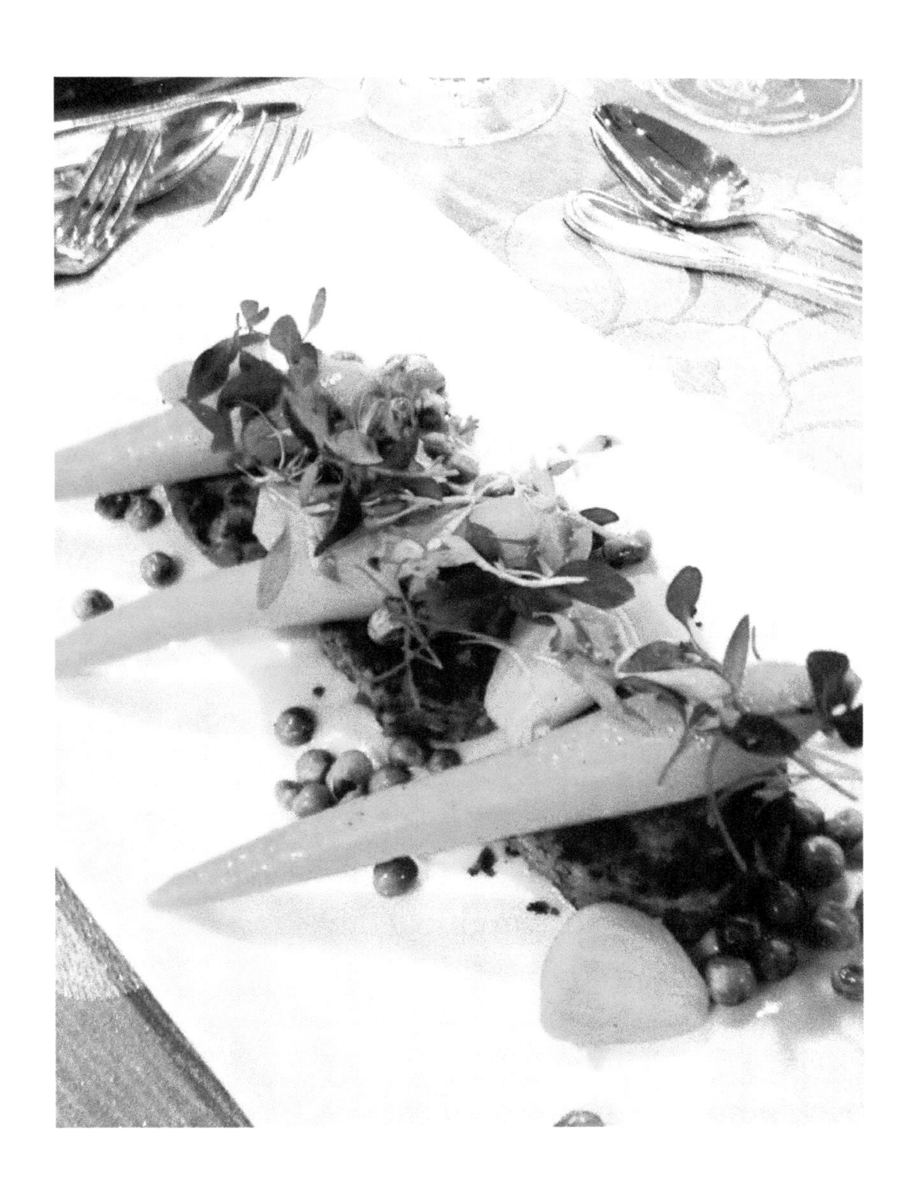

Tempeh Tacos con salsa di crema di avocado e lime

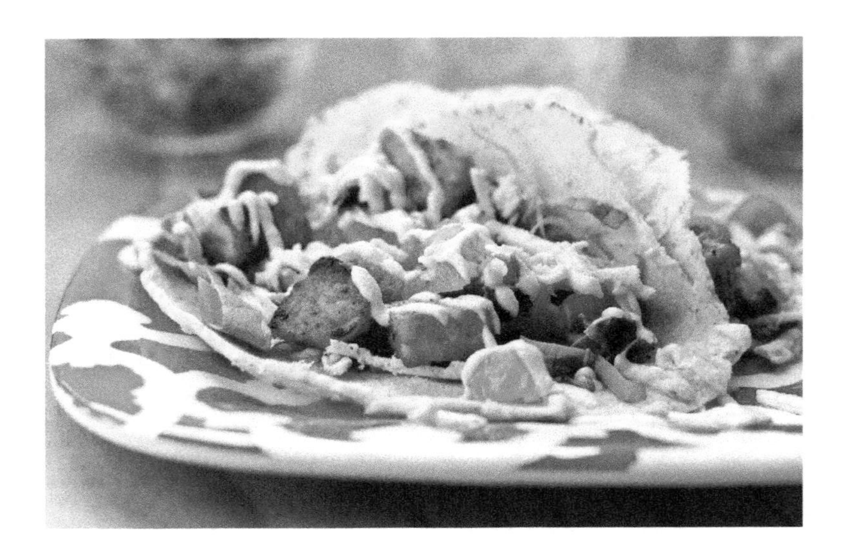

Porzioni: 2
Ingredienti:

1 (6 once) blocco di tempeh, a cubetti
1 cucchiaino di olio extravergine d'oliva
1 cucchiaino a basso contenuto di sodio
salsa di soia
1 cucchiaino di sciroppo d'acero
1/4 cucchiaino di pepe nero macinato
1 cucchiaino di salsa vegana Worcestershire
1/2 cucchiaino di condimento per barbecue

1/4 cucchiaino di cumino
1/8 di tazza di anacardi, messi a bagno in acqua durante la notte
1/2 avocado piccolo
2 cucchiai di succo di lime
1/4 di tazza d'acqua
1/2 cucchiaino di sale condito
Tortillas di mais da 4 (6 pollici)
4 cucchiai di salsa

Indicazioni:

In una grande busta a chiusura lampo, unisci il tempeh, l'olio d'oliva, la salsa di soia, lo sciroppo d'acero, il pepe, la salsa Worcestershire, il condimento per barbecue e il cumino. Sigillare e mescolare, mettere in frigorifero per almeno 2 ore o per tutta la notte.
Scalda una padella grande a fuoco medio-alto e ricopri con uno spray da cucina. Aggiungere il tempeh e rosolare per un paio di minuti, finché non diventa dorato e croccante.
Nel frattempo, scolate gli anacardi. In un robot da cucina, aggiungi gli anacardi, l'avocado, il succo di lime, l'acqua e il sale condito. Frullare fino a che diventa liscio.
Dividi le tortillas con parti uguali di tempeh e la quantità desiderata di salsa al lime e salsa.

Valore nutrizionale:

Calorie: 523
Proteine: 24 grammi Carboidrati: 44 grammi
Grassi: 30 grammi

Tofu alla puttanesca

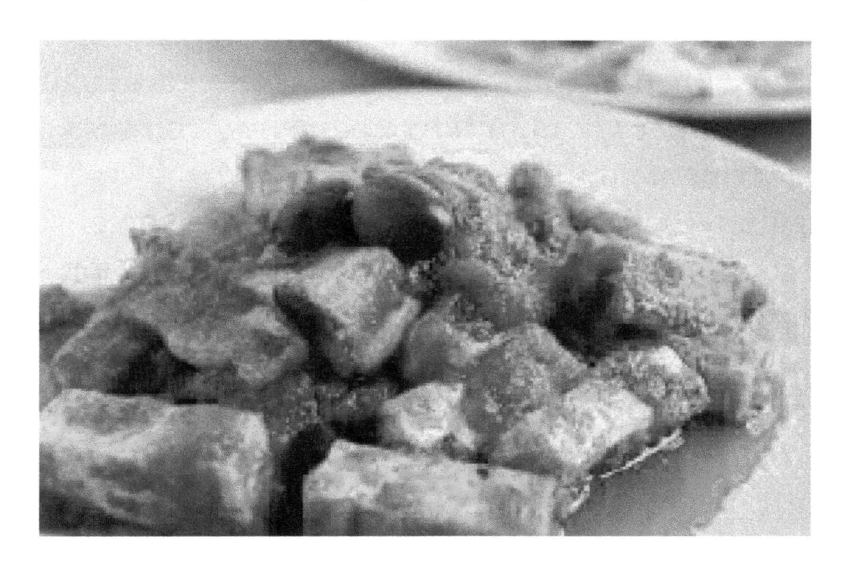

Porzioni: 2
Ingredienti:

1 libbra di tofu extra-duro, a cubetti
4 spicchi d'aglio, tagliati a fettine sottili
1/2 cucchiaino di fiocchi di peperone rosso tritati
4 pomodori Roma, a dadini
2 cucchiai di timo fresco, tritato
2 cucchiai di origano fresco, tritato
1/2 tazza di olive miste, tritate
1 cucchiaio di capperi
sale e pepe nero macinato, quanto basta

Indicazioni:

Rivesti una padella con uno spray da cucina e mettila a fuoco medio. Una volta caldo, aggiungere l'aglio e rosolare per 1/2 minuti fino a quando non sarà leggermente dorato.
Aggiungere il tofu e i fiocchi di peperoncino e rosolare per circa 10 minuti o finché il tofu non sarà dorato. Aggiungi un'altra mano di spray da cucina dopo un paio di minuti per evitare che si bruci.
Aggiungere i pomodori, il timo e l'origano e cuocere per circa 5 minuti o finché i pomodori non si saranno rotti. Aggiungere le olive, i capperi, il sale e il pepe e rosolare per un altro minuto o finché i sapori non si saranno amalgamati.

Valore nutrizionale:

Calorie: 225
Proteine: 21 grammi Carboidrati: 11 grammi
Grassi: 12 grammi

Hamburger di fagioli neri

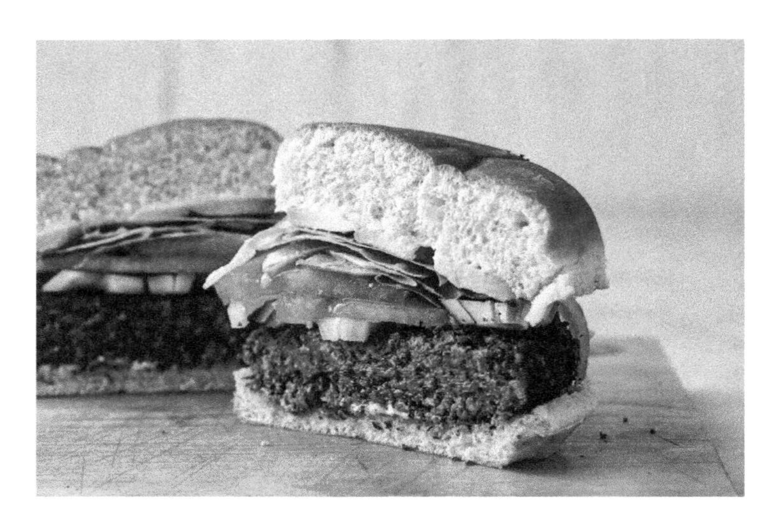

Porzioni: 3
Ingredienti:

1 lattina (15 once) di fagioli neri
1/2 cipolla, tagliata a dadini
1 cucchiaino di aglio in polvere
1 cucchiaino di cipolla in polvere
1/2 cucchiaino di sale condito
1/2 tazza di farina integrale
2 fette di pane integrale, sbriciolato

Indicazioni:

Rivesti una padella con uno spray da cucina e mettila a fuoco medio. Aggiungere le cipolle e rosolare fino a renderle morbide, circa 3 - 5 minuti.
Nel frattempo, in una ciotola capiente, aggiungi i fagioli neri e schiaccia fino a quando ne rimangono solo pochi pezzi.
Aggiungere l'aglio in polvere, la cipolla in polvere, il sale e il pane integrale. Aggiungere la farina lentamente, un paio di cucchiai alla volta, per evitare che si raggrumi.
Dividete in tre porzioni e formate delle polpette.
Ricopri la padella che hai usato per le cipolle in uno spray da cucina e friggi le polpette fino a renderle leggermente sode, 2/3 minuti per lato.

Valore nutrizionale:

Calorie: 280
Proteine: 15 grammi Carboidrati: 57 grammi
Grassi: 2 grammi

Hamburger Di Semi Di Lino e Mandorle Crude

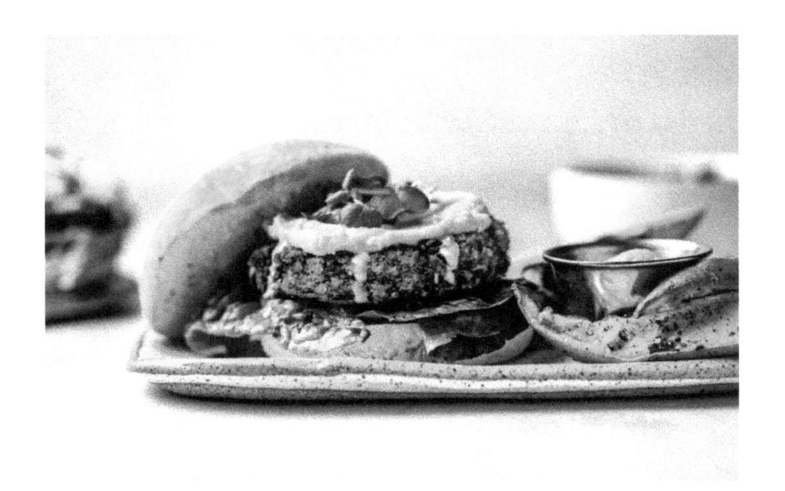

Porzioni: 4
Ingredienti:

1 spicchio d'aglio
1 tazza di mandorle crude
1/2 tazza di semi di lino macinati
2 cucchiai di aceto balsamico
1 cucchiaio di olio di cocco
1/4 cucchiaino di sale

Indicazioni:

Metti gli ingredienti in un robot da cucina o in un frullatore e frulla finché non sono ben amalgamati.

Rimuovere dal robot da cucina. Dividere il composto in modo uniforme e formare quattro polpette

Valore nutrizionale:

Calorie: 280
Proteine: 9 grammi Carboidrati: 11 grammi Grassi: 24 grammi

Curry di zucca e tofu

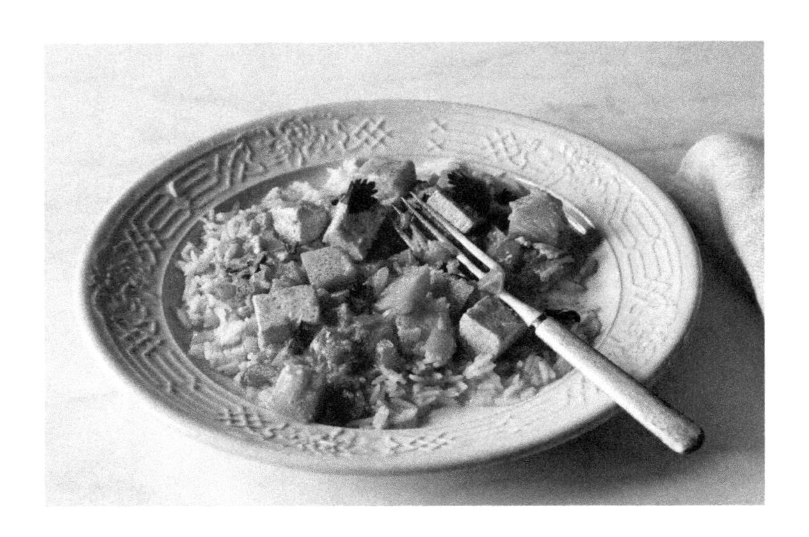

Porzioni: 4
Ingredienti:

2 cucchiai di curry in polvere
1/2 cucchiaino di sale
1/4 cucchiaino di pepe nero macinato
1 libbra di tofu extra compatto a basso contenuto di grassi, tagliato a cubetti
1 zucca grande delicata, tagliata a metà, senza semi e tagliata a cubetti da 1 pollice
1 cipolla media, tritata
2 cucchiaini di zenzero fresco, grattugiato
1 (14 once) latte di cocco
1 cucchiaino di zucchero di canna

8 tazze di cavolo nero, tritato e gambi rimossi
1 cucchiaio di succo di lime

Indicazioni:

In una piccola ciotola, aggiungi il curry in polvere, il sale e il pepe. Unisci per fare il condimento.
In una grande ciotola, aggiungi il tofu e 1 cucchiaino di condimento, mescola per ricoprire.
Ricopri una grande padella antiaderente con uno spray da cucina e mettila a fuoco medio-alto.
Aggiungere il tofu e cuocere, ruotando ogni 2 minuti, fino a doratura, circa 8 minuti in totale. Trasferire in un piatto e mettere da parte.
Ricoprire la padella in uno spray da cucina, aggiungere la zucca, la cipolla, lo zenzero e il resto del condimento. Cuocere, mescolando di tanto in tanto fino a quando le verdure sono tenere e leggermente dorate, circa 5 minuti.
Mescolare il latte di cocco e lo zucchero di canna, portare a ebollizione.
Aggiungere metà del cavolo cappuccio e cuocere per circa 1 minuto fino a quando non sarà leggermente appassito. Aggiungere il cavolo nero rimasto e cuocere per un altro minuto.
Rimetti il tofu nella padella e mescola bene. Coprite e cuocete, mescolando di tanto in tanto, finché la zucca non sarà tenera, circa 4/5 min.
Togliere dal fuoco e incorporare il succo di lime

Valore nutrizionale:

Calorie: 269
Proteine: 16 grammi Carboidrati: 33 grammi
Grassi: 10 grammi

Tofu Chili

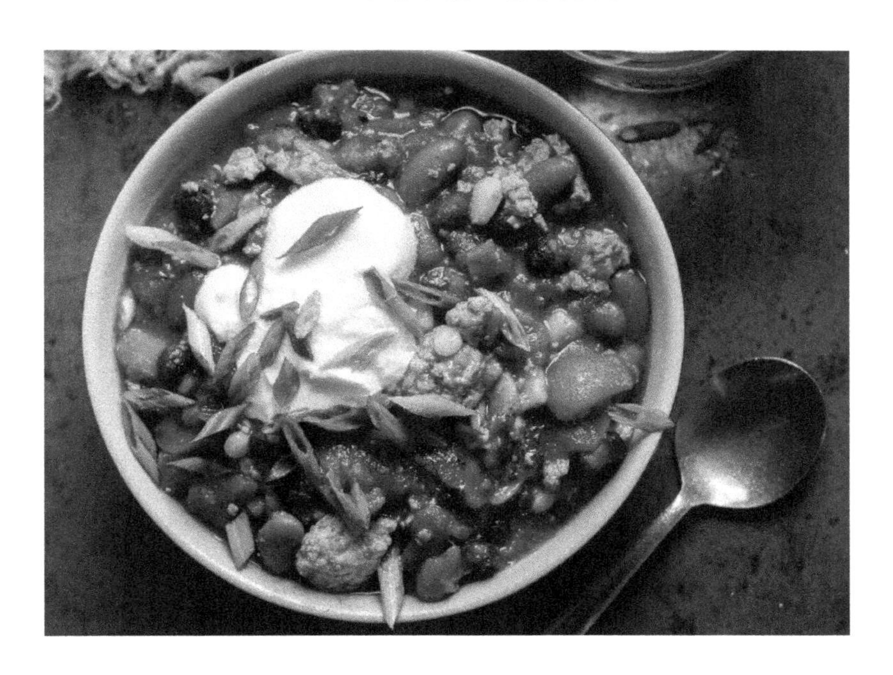

Porzioni: 4
Ingredienti:

1 confezione (14 once) di tofu extra compatto, scolato e sbriciolato
1 cipolla media, tagliata a dadini
1 peperone verde, tagliato a dadini
3 spicchi d'aglio, tritati
1 tazza di funghi, affettati
Tre cucchiai di peperoncino in polvere
1/4 cucchiaino di sale
1/4 cucchiaino di pepe nero macinato
1/4 cucchiaino di pepe di Caienna

1/2 cucchiaino di cumino
1 lattina di salsa di pomodoro
1 lattina di pomodori a cubetti, con il liquido
1 lattina di fagioli, scolati e sciacquati
1 cucchiaino di stevia o un altro dolcificante naturale

Indicazioni:

Rivesti una pentola grande con uno spray da cucina e mettila sopra a fuoco medio medio. Aggiungere il tofu e rosolare per circa 3 minuti, finché non sarà leggermente dorato.
Aggiungere le cipolle, i peperoni verdi, l'aglio, i funghi, il peperoncino in polvere, il sale, il pepe, il pepe di Caienna e il cumino. Cuocere per 5/8 minuti o fino a quando le verdure sono appena tenere. Incorporare la salsa di pomodoro, i pomodori a cubetti, i fagioli e la stevia. Coprite e riducete la fiamma a una temperatura medio-bassa. Lasciate cuocere a fuoco lento per almeno 40 minuti fino a quando il peperoncino raggiunge la consistenza e il sapore desiderati.

Valore nutrizionale:

Calorie: 334
Proteine: 23 grammi Carboidrati: 50 grammi
Grassi: 6 grammi

Penne alle noci

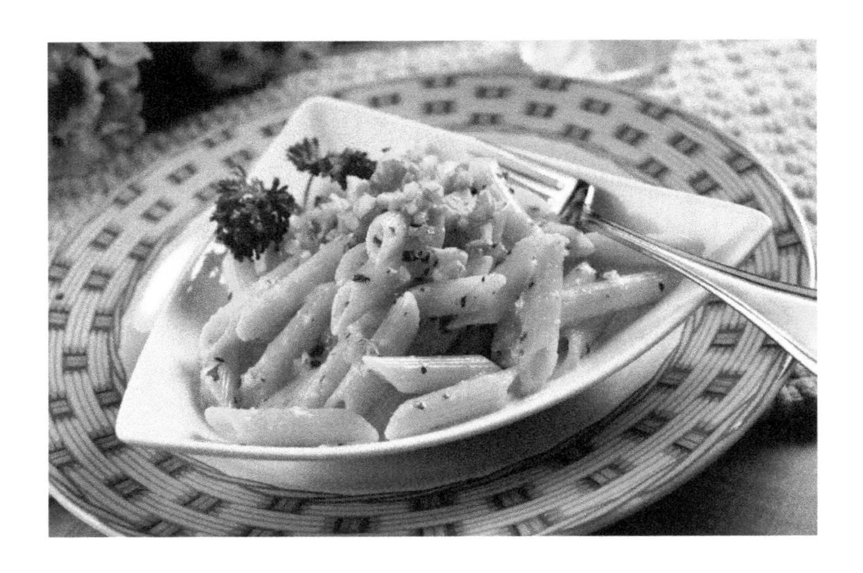

Porzioni: 4
Ingredienti:

8 once (secco) di penne integrali
2 spicchi d'aglio, tritati
1/3 di tazza di noci, tritate
1 tazza di pomodori secchi sott'olio
1 cucchiaio di basilico fresco, tritato
1 libbra di tofu extra compatto a basso contenuto di grassi, scolato e sbriciolato
1/8 cucchiaino di sale

Indicazioni:

Cuocere la pasta secondo le indicazioni sulla confezione.
Nel frattempo, in una ciotola capiente, aggiungete l'aglio, le noci, essiccate al sole
pomodori, basilico, tofu e sale.
Mescolare bene. Aggiungere la pasta cotta e mescolare finché non sarà ben amalgamata.
Può essere servito caldo o freddo.

Valore nutrizionale:

Calorie: 349
Proteine: 20 grammi Carboidrati: 49 grammi
Grassi: 11 grammi

Tofu piccante del Sichuan saltato in padella

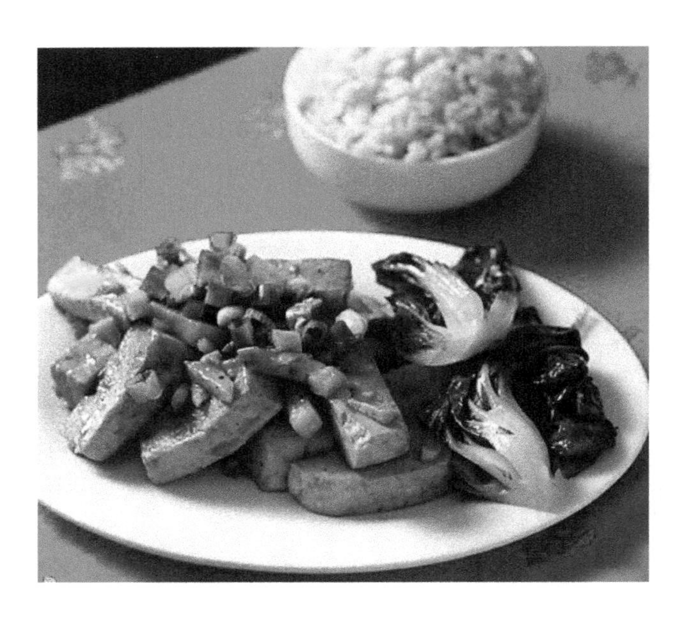

Porzioni: 4
Ingredienti:

2 (14 once) confezioni di tofu extra-sodo a basso contenuto di grassi, scolate e tagliate a cubetti
1/4 tazza di salsa di soia a basso contenuto di sodio
1 cucchiaio di concentrato di pomodoro
2 cucchiaini di aceto balsamico
1/2 cucchiaino di stevia
1/4 cucchiaino di fiocchi di peperone rosso
2 cucchiai più 1 cucchiaino di amido di mais, diviso

1/2 tazza d'acqua, divisa
4 tazze di fagiolini, tagliati a metà
4 spicchi d'aglio, tritati
2 cucchiaini di zenzero fresco, tritato

Indicazioni:

In una piccola ciotola di plastica, aggiungi la salsa di soia, il concentrato di pomodoro, l'aceto, la stevia, i fiocchi di peperoncino, 1 cucchiaino di amido di mais e 1/4 di tazza di acqua.
Sbattere insieme fino a quando non sono ben combinati e mettere da parte. In una ciotola a parte, aggiungere il tofu e 2 cucchiai di amido di mais, mescolare per ricoprire.
Rivesti una padella grande con uno spray da cucina e mettila a fuoco medio-alto. Aggiungere il tofu e cuocere, mescolando di tanto in tanto, per circa 4-5 minuti, finché non sarà leggermente dorato e croccante su tutti i lati. Trasferire in un piatto e mettere da parte.
Ricopri la padella con uno spray da cucina e riduci la fiamma a una temperatura media.
Aggiungere i fagiolini, l'aglio e lo zenzero e rosolare per 1 minuto. Aggiungere ¼ di tazza di acqua rimanente, coprire e lasciare cuocere per 3-4 minuti o finché i fagiolini non sono teneri.
Dare una frusta veloce alla miscela di salsa di soia e versare sopra i fagiolini.

Cuocere, mescolando continuamente, per 3/4 minuti o finché la salsa non si sarà addensata. Incorporare il tofu e cuocere fino a quando non viene riscaldato per circa 1 o 2 minuti.

Valore nutrizionale:

Calorie: 180
Proteine: 20 grammi Carboidrati: 22 grammi
Grassi: 4 grammi

Edamame salato

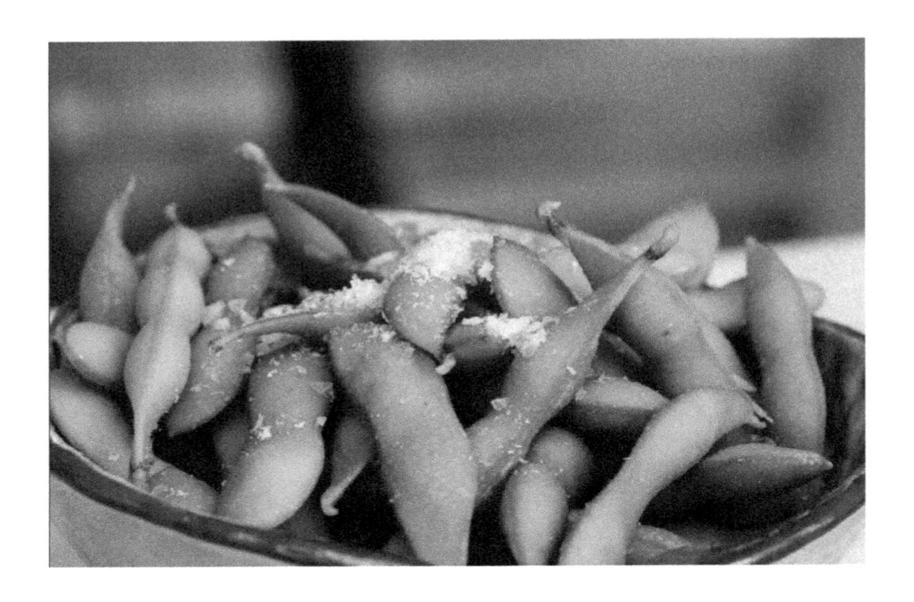

Porzioni: 3
Ingredienti:

1 tazza di edamame, con guscio
sale, quanto basta

Indicazioni:

Metti una grande casseruola a fuoco medio-basso. Aggiungere 2 litri di acqua ed edamame. Coprire bene con un coperchio e cuocere a fuoco lento per circa 5-8 minuti finché sono teneri.
Scolare e cospargere di sale.

Valore nutrizionale:

Calorie: 50
Proteine: 4 grammi Carboidrati: 5 grammi Grassi: 1 grammo

Insalata dei tre fagioli

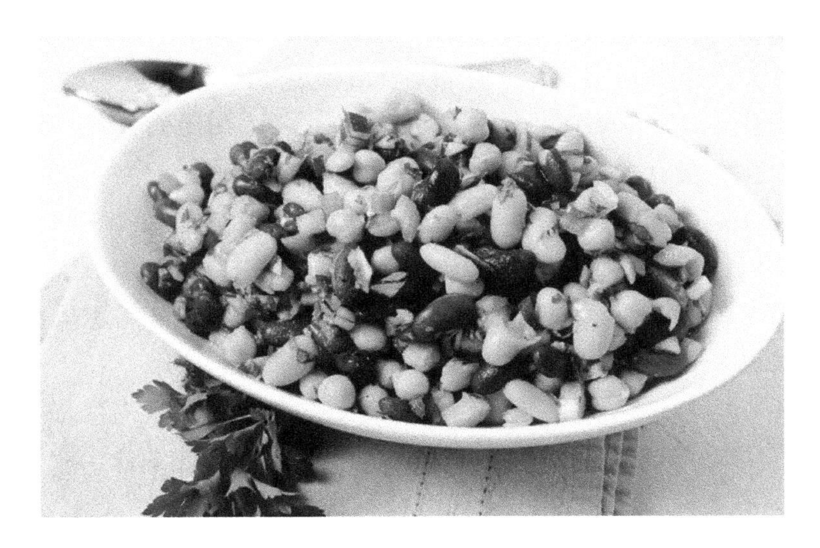

Porzioni: 2
Ingredienti:

1 (16 once) fagiolini, scolati e sciacquati
1 (16 once) i fagioli bianchi, scolati e risciacquati
1 (16 once) lattina di fagioli rossi, scolati e sciacquati
4 cucchiai di stevia o altri dolcificanti naturali
2/3 di tazza di aceto
1/4 tazza di olio vegetale
1/2 cucchiaino di sale
1/2 cucchiaino di pepe nero macinato
1 cipolla, affettata sottilmente

Indicazioni:

In una grande ciotola, aggiungi la stevia, l'aceto, l'olio, il sale e il pepe e sbatti insieme per preparare il condimento. Versare i fagioli e le cipolle e mescolare per ricoprire.
Coprite e mettete in frigorifero per almeno 4 ore o per tutta la notte a raffreddare, meglio se mescolate di tanto in tanto. Se lo desideri, puoi scolare il liquido in eccesso prima di servire.

Valore nutrizionale:

Calorie: 195
Proteine: 6 grammi Carboidrati: 22 grammi Grassi: 9 grammi

Insalata Di Fagioli Bianchi

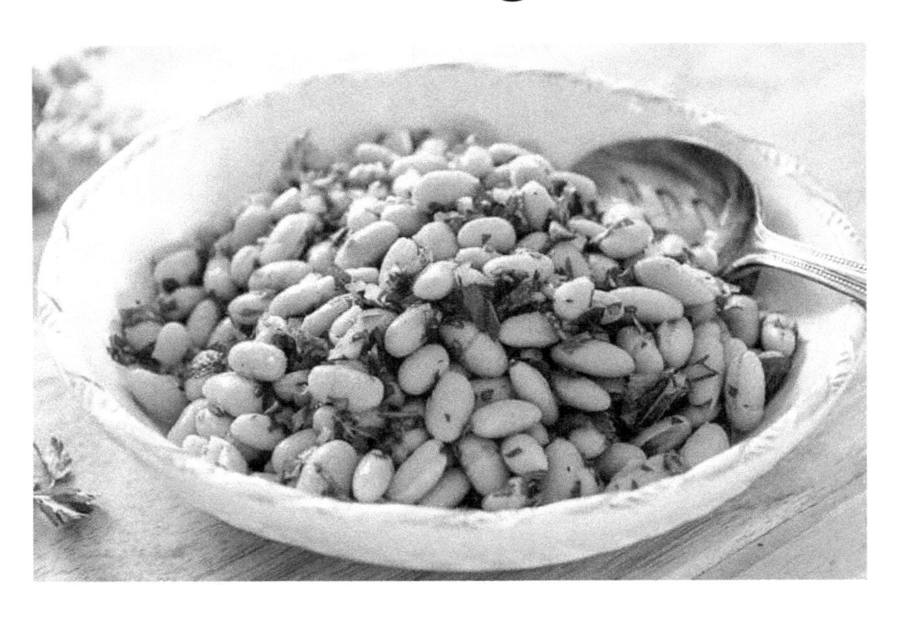

Porzioni: 4
Ingredienti:

2 barattoli di fagioli bianchi, scolati e sciacquati
1/2 libbra di pomodori prugna, tritati
1/2 tazza di foglie di basilico fresco, tritate
1 cucchiaino di sale
1/2 cucchiaino di pepe nero macinato
3 spicchi d'aglio, tritati
4 cucchiai di olio extravergine d'oliva

Indicazioni:

Ricopri una grande padella antiaderente con uno spray da cucina e mettila a fuoco medio.
Aggiungere l'aglio e rosolare fino a quando non sarà leggermente dorato, 1 - 2 minuti.
Nel frattempo aggiungere i fagioli, i pomodori, il basilico, il sale e Pepe. Versare l'aglio e l'olio sull'insalata e mescolare per unire.
Lascia riposare l'insalata per almeno 20 minuti per consentire ai sapori di amalgamarsi.

Valore nutrizionale:

Calorie: 143
Proteine: 6 grammi Carboidrati: 25 grammi Grassi: 11 grammi

Piselli a schiocco all'italiana

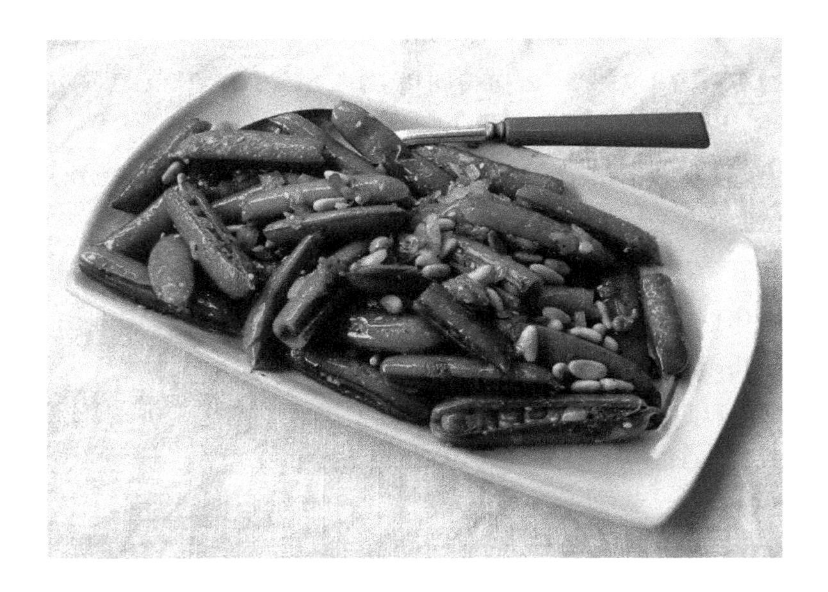

Porzioni: 6
Ingredienti:

1 porro grande, lavato, dimezzato nel senso della lunghezza e tagliato a strisce da 2 pollici
1 libbra di piselli a schiocco di zucchero, tagliati
2 cucchiaini extravergine olio d'oliva
1/2 cucchiaino di sale
1 tazza di pomodorini, tagliati a metà
1 cucchiaino di origano essiccato

Indicazioni:

Preriscalda il forno a 425 ° F. Rivesti una teglia con uno spray da cucina.
In una grande ciotola, aggiungi i porri, i piselli, l'olio d'oliva e il sale.
Distribuire il composto su una teglia e cuocere per 15 minuti. Incorporare i pomodori e cuocere per altri 10 minuti o fino a quando le verdure iniziano a dorarsi. Cospargere di origano.

Valore nutrizionale:

Calorie: 91
Proteine: 4 grammi Carboidrati: 14 grammi Grassi: 3 grammi

Succotash di mais e edamame

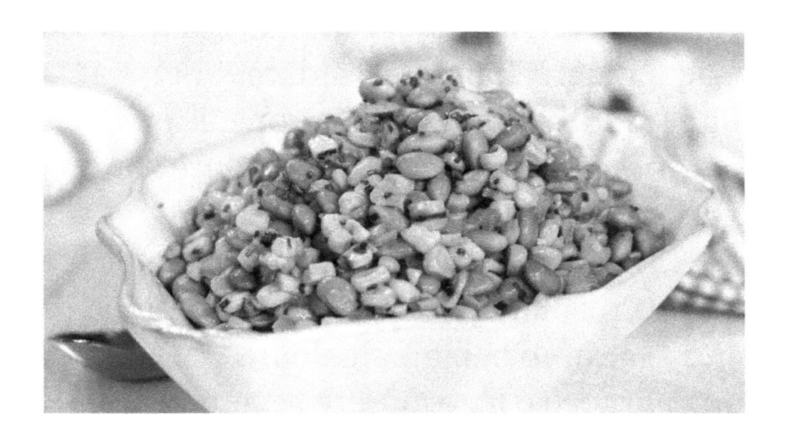

Porzioni: 4
Ingredienti:

1 cucchiaio di olio di canola
1/2 tazza di peperone rosso, tritato
1/4 tazza di cipolla, tritata
2 spicchi d'aglio, tritati
2 tazze di chicchi di mais freschi
3 cucchiai di vino bianco secco
1 1/2 tazze di fagioli edamame, cotti secondo la confezione
2 cucchiai di aceto di riso
2 cucchiai di prezzemolo fresco tritato
2 cucchiai di basilico fresco, tritato
1/2 cucchiaino di sale
1/4 cucchiaino di pepe nero macinato

Indicazioni:

Mettere una padella antiaderente media a fuoco medio, aggiungere l'olio e riscaldare.
Una volta caldo, aggiungi il peperone, la cipolla e l'aglio. Soffriggi fino a quando le verdure sono tenere, circa 2 minuti.
Mescolare il mais, il vino bianco e l'edamame e continuare a rosolare per circa 4 minuti, finché i sapori non saranno ben amalgamati.
Togliere dal fuoco e incorporare l'aceto, il prezzemolo, il basilico, il sale e il pepe.

Valore nutrizionale:

Calorie: 126
Proteine: 6 grammi Carboidrati: 15 grammi Grassi: 5 grammi

Broccoli allo zenzero asiatico

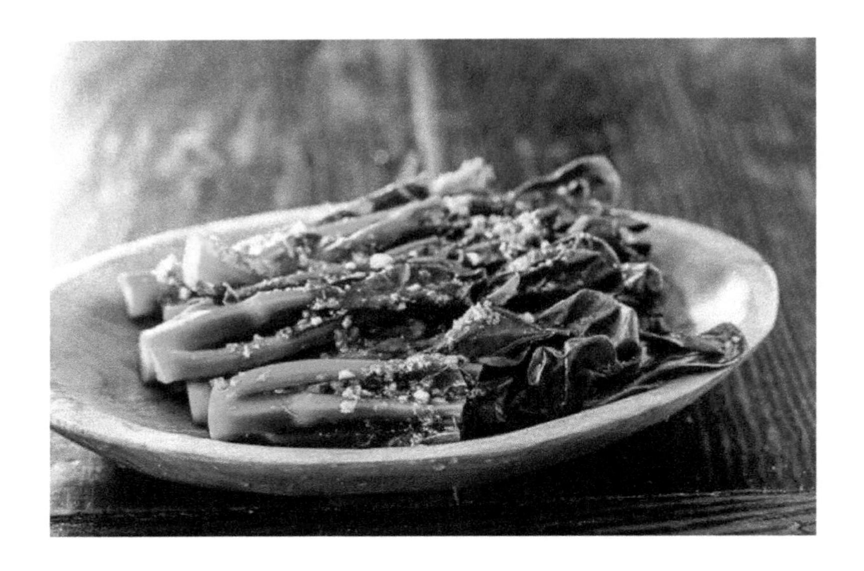

Porzioni: 4
Ingredienti:

1 cucchiaio di olio di canola
2 cucchiai di aglio tritato
4 cucchiaini di zenzero fresco, tritato
5 tazze di corone di broccoli, dimezzate
3 cucchiai d'acqua
1 cucchiaio di aceto di riso

Indicazioni:

Scalda l'olio in una padella a fuoco medio-alto. Aggiungere l'aglio e lo zenzero e rosolare fino a renderli fragranti, circa 45 secondi. Aggiungere i

broccoli e rosolare finché i broccoli non diventano di un verde brillante, circa 2 minuti.
Versare l'acqua, mescolare e coprire. Ridurre la fiamma a media e cuocere fino a quando i broccoli sono teneri per circa 3 minuti. Condisci con l'aceto.

Valore nutrizionale:

Calorie: 73
Proteine: 4 grammi Carboidrati: 8 grammi Grassi: 4 grammi

Cavolfiore Saltato

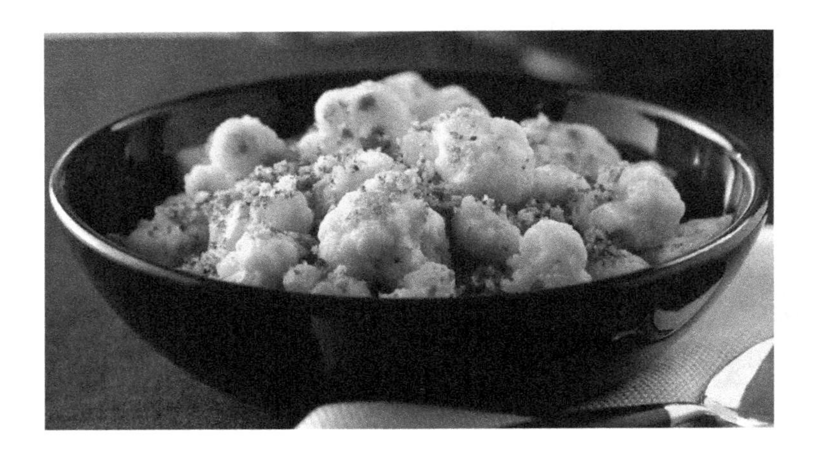

Porzioni: 4
Ingredienti:

4 tazze di cimette di cavolfiore
2 cucchiai d'acqua
2 cucchiaini di aceto di vino rosso
1 tazza di pomodorini, tagliati a metà
2 cucchiai di prezzemolo fresco tritato
1 cucchiaio di aglio tritato
1/4 cucchiaino di sale
1/4 cucchiaino di pepe nero macinato

Indicazioni:

Rivesti una grande padella antiaderente con uno spray da cucina e mettila a fuoco medio. Aggiungere il

cavolfiore, coprire e cuocere per 4 minuti, mescolando di tanto in tanto.
Versare l'acqua e l'aceto, mescolare per amalgamare e coprire. Lascia cuocere fino a il cavolfiore è dorato e tenero e il liquido è evaporato per altri 4 minuti circa.
Aggiungere i pomodori, il prezzemolo, l'aglio, il sale e il pepe. Cuocere fino a quando i pomodori si saranno ammorbiditi e i sapori si saranno amalgamati per altri due minuti circa.

Valore nutrizionale:

Calorie: 38
Proteine: 3 grammi Carboidrati: 8 grammi Grassi: 0 grammi

Funghi Aglio Rosmarino

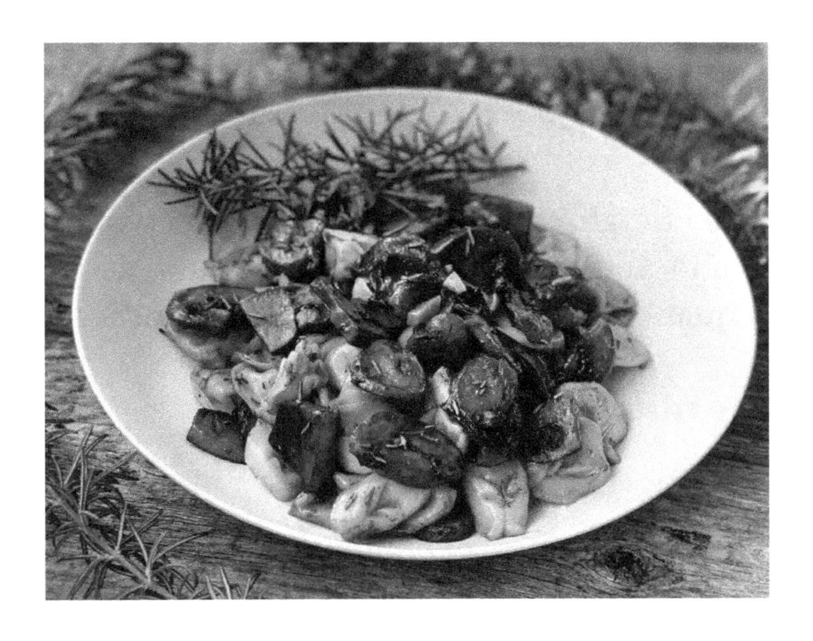

Porzioni: 4
Ingredienti:

1 libbra di funghi misti, tagliati a fette da 1/4 di pollice
2 spicchi d'aglio, tritati finemente
1/2 cucchiaio di rosmarino fresco tritato
1/4 cucchiaino di sale
1/8 cucchiaino di pepe nero macinato
1/4 di tazza di vino bianco secco

Indicazioni:

Rivesti una padella con uno spray da cucina e mettila a fuoco medio.
Aggiungere i funghi, l'aglio, il rosmarino, il sale e il pepe.
Cuocere i funghi fino a circa 8 minuti, mescolare di tanto in tanto. Versare il vino e mescolare, cuocere fino a quando è quasi evaporato, 1 - 2 minuti.

Valore nutrizionale:

Calorie: 52
Proteine: 6 grammi Carboidrati: 7 grammi Grassi: 1 grammo

Broccoli mediterranei

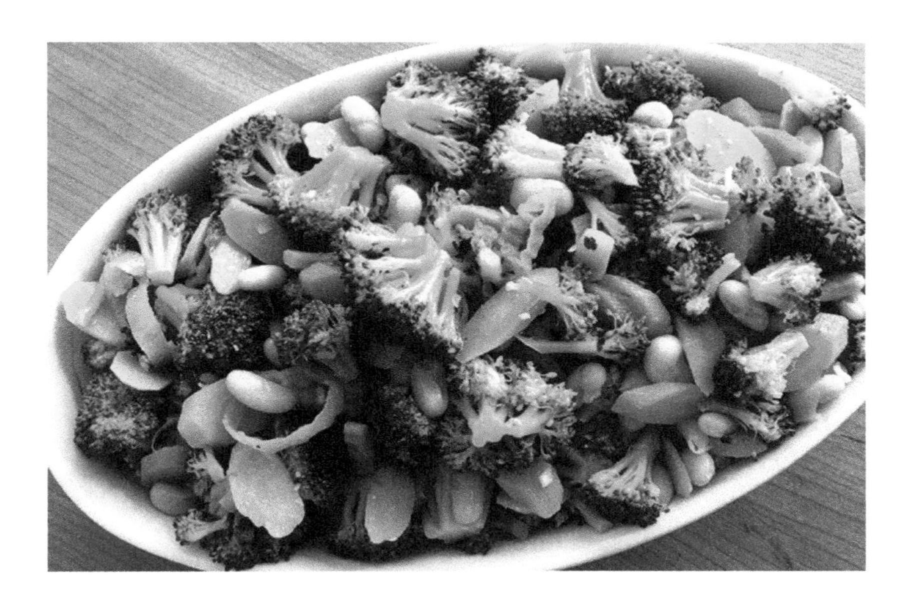

Porzioni: 4
Ingredienti:

4 tazze di cimette di broccoli
1 tazza di pomodorini
1 cucchiaio di olio extravergine d'oliva
2 spicchi d'aglio, tritati
1/4 cucchiaino di sale
1/2 cucchiaino di scorza di limone
1 cucchiaio di succo di limone
1/4 tazza di olive nere, snocciolate e affettate
1 cucchiaino di origano essiccato
2 cucchiaini di capperi, sciacquati

Indicazioni:

Preriscalda il forno a 450 ° F. Rivesti una teglia con uno spray da cucina.
In una ciotola grande, aggiungi i broccoli, i pomodori, l'olio d'oliva, l'aglio e il sale e mescola per ricoprire.
Stendere sulla teglia e cuocere fino a quando i broccoli iniziano a dorarsi, 10-12 minuti.
Nel frattempo, prendi la ciotola grande e aggiungi la scorza di limone, il succo di limone, le olive, l'origano e i capperi.
Aggiungere le verdure cotte e mescolare per amalgamare.

Valore nutrizionale:

Calorie: 85
Proteine: 2 grammi Carboidrati: 8 grammi Grassi: 4 grammi

Insalata di Pere e Quinoa

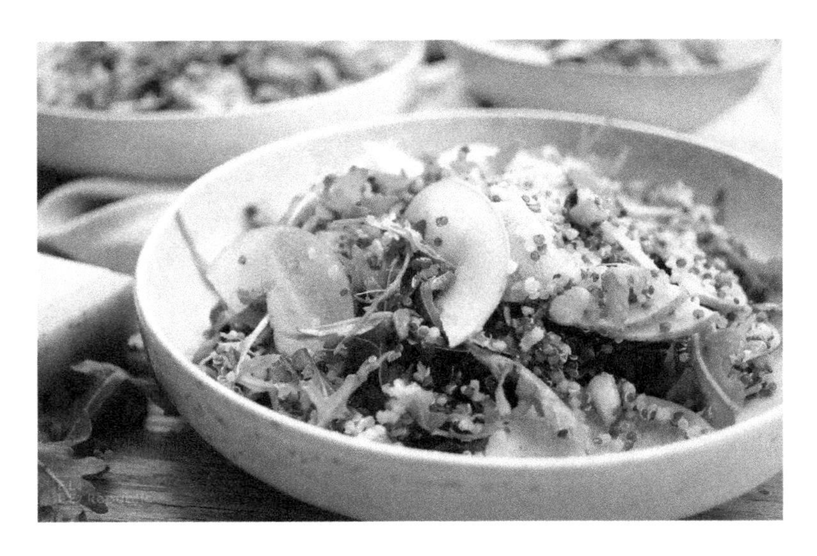

Porzioni: 4
Ingredienti:

14 once di brodo vegetale a basso contenuto di sodio
1 tazza di quinoa, sciacquata
2 cucchiai di olio di canola
1 cucchiaio di aceto di pere o lamponi
1/4 tazza di erba cipollina fresca, tagliata a dadini
1/4 cucchiaino di sale
1/4 cucchiaino di pepe nero macinato
2 pere medie, tagliate a cubetti
1/8 di tazza di noci, tritate

Indicazioni:

Aggiungere il brodo vegetale in una casseruola capiente e scaldare a fuoco medio-alto. Una volta che bolle, aggiungi la quinoa e abbassa la fiamma a un livello medio-basso per cuocere a fuoco lento.
Mescolare bene e coprire con un coperchio aderente.
Cuocere per circa 15 minuti fino a quando tutto il liquido sarà assorbito.
Nel frattempo, in una ciotola capiente, aggiungi l'olio, l'aceto, l'erba cipollina, il sale e il pepe e mescola per amalgamare. Aggiungere la pera e mescolare per ricoprire.
Versare la quinoa cotta nel boccale e mescolare fino a ottenere un composto omogeneo.
Cospargere le noci sopra. Può essere servito freddo o caldo.

Valore nutrizionale:

Calorie: 231
Proteine: 7 grammi Carboidrati: 34 grammi Grassi: 8 grammi

SNACK PER VEGANI

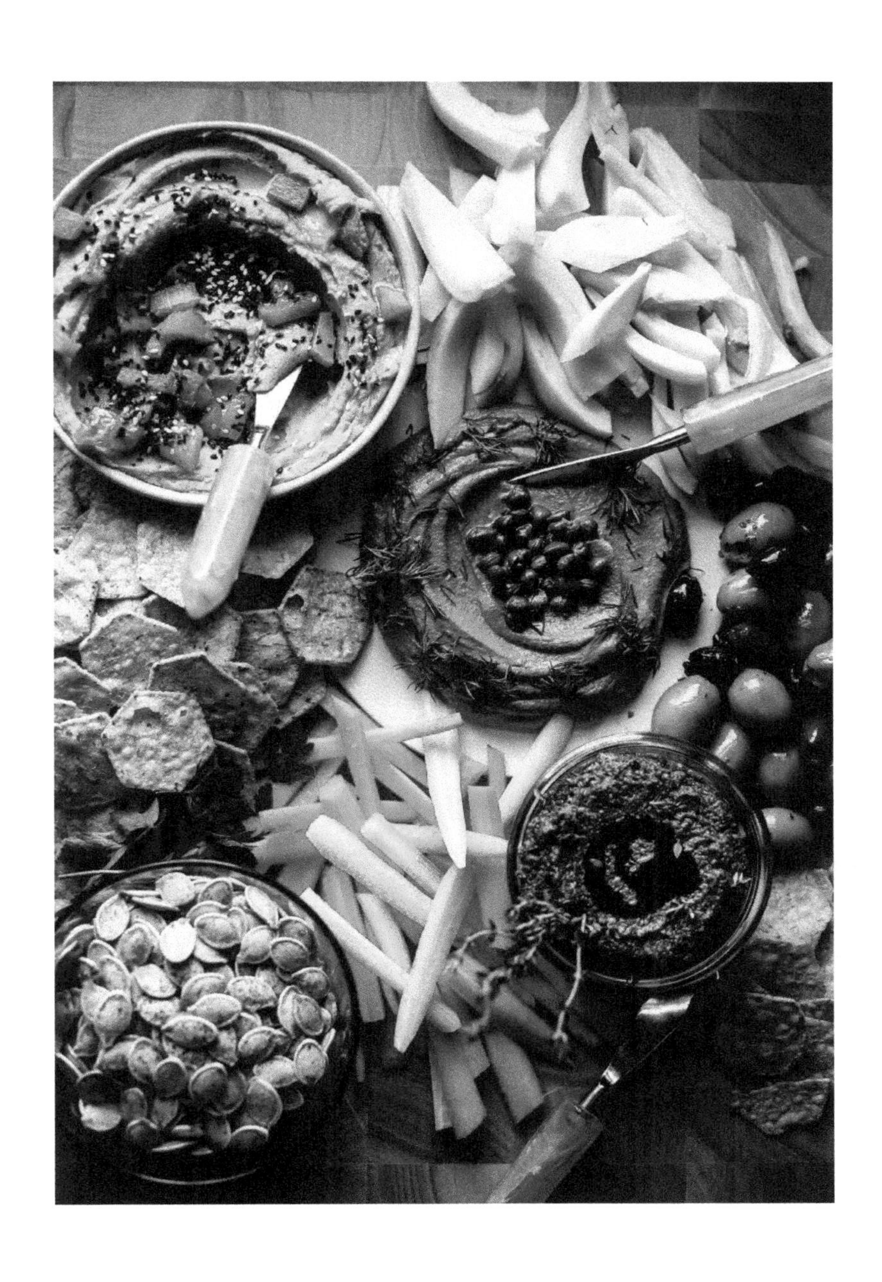

Barrette energetiche al cioccolato con fagioli neri

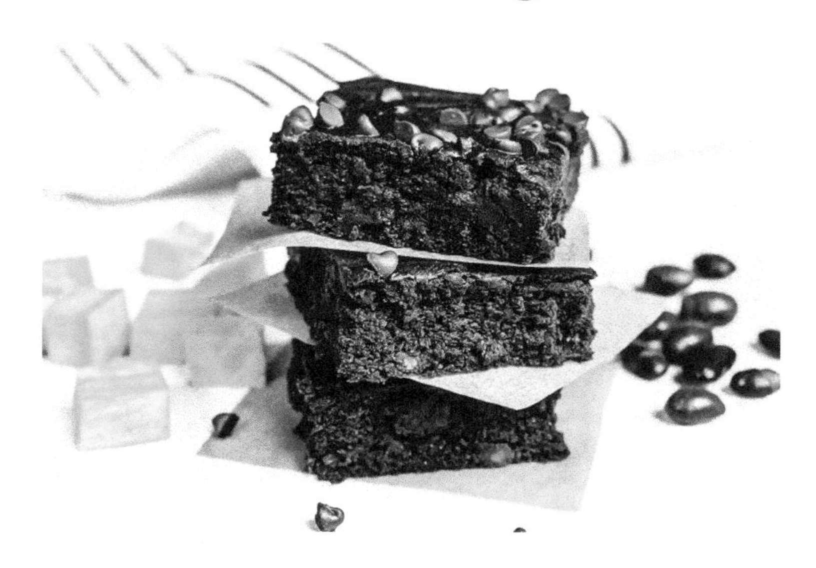

Porzioni: 4
Ingredienti:

1 1/2 tazza di fagioli neri, sciacquati
1/2 tazza di burro di mandorle
1/4 tazza di nettare di agave
1/4 tazza di banana, schiacciata
1 cucchiaino di estratto di vaniglia
1/4 cucchiaino di sale
1/2 tazza di cacao in polvere
1/2 tazza di cocco, sminuzzato
1/2 tazza di uvetta
1 tazza e mezzo di avena vecchio stile

1/2 tazza di farina di riso integrale

Indicazioni:

Preriscalda il forno a 350 ° F.
In un robot da cucina aggiungere tutti gli ingredienti tranne l'avena e la farina.
Frullare fino a ottenere un composto omogeneo, quindi versare gli ingredienti secchi e frullare fino a ottenere un composto omogeneo.
Ricoprire leggermente una teglia da 10 x 15 pollici in spray da cucina e distribuire uniformemente la miscela.
Mettere in forno e cuocere per 15-18 minuti o finché non si solidifica. Rimuovere e tagliare in 10 barrette.

Valore nutrizionale:

Calorie: 306
Proteine: 8 grammi Carboidrati: 50 grammi Grassi: 12 grammi

Chips di cavolo nero al forno

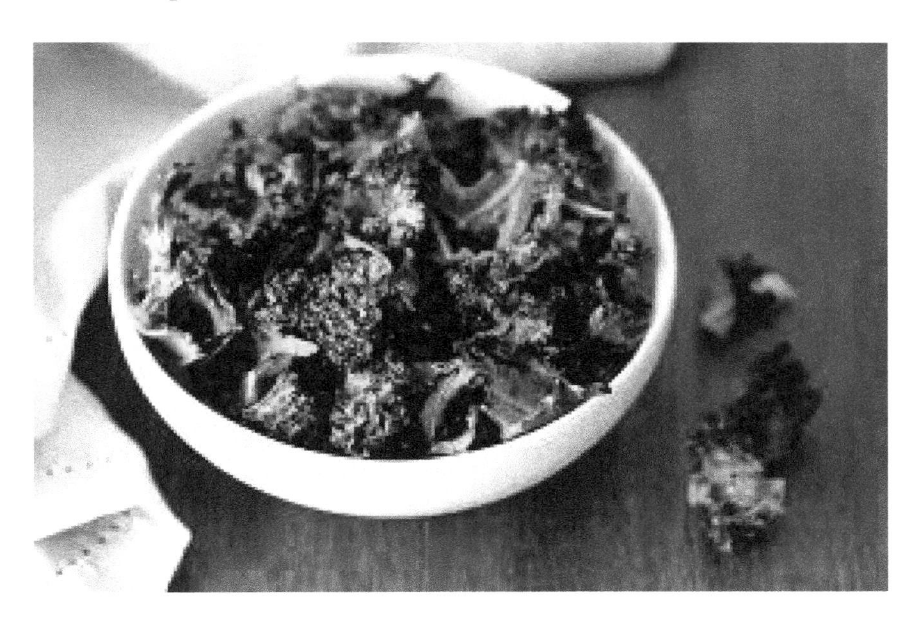

Porzioni: 2
Ingredienti:

1 tazza di cavolo nero, tritato
sale, quanto basta

Indicazioni:

Preriscalda il forno a 300 ° F. Rivesti una teglia con uno spray da cucina.
Risciacquare e asciugare il cavolo. Taglia i gambi e le costole centrali dure, quindi taglia a pezzetti.
Posizionare sulla teglia e applicare uno strato di spray da cucina e sale sopra il cavolo.

Cuocere in forno e cuocere per 15 minuti o finché non sono croccanti.
Lascia raffreddare prima di mangiare.

Valore nutrizionale:

Calorie: 34
Proteine: 2 grammi Carboidrati: 7 grammi Grassi: 1 grammo

Pita Chips Integrali

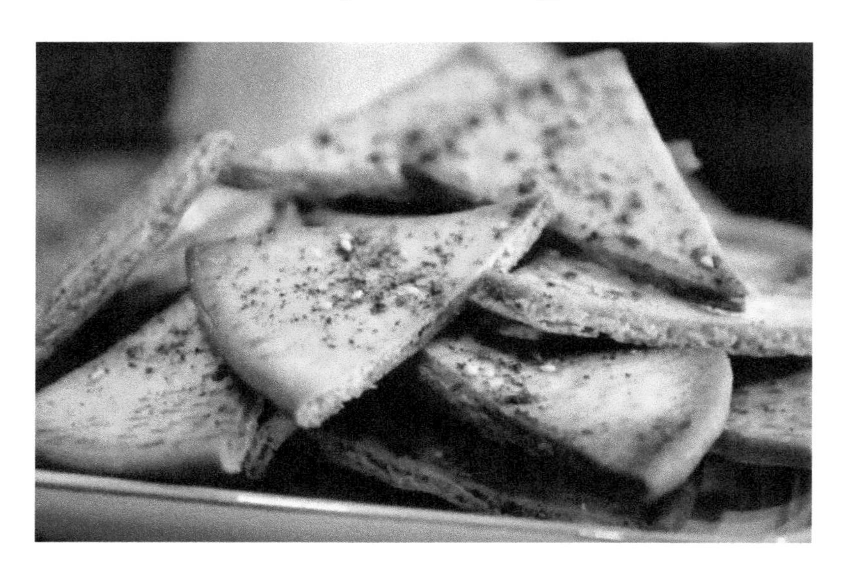

Porzioni: 6
Ingredienti:

3 focacce integrali
3 cucchiai di condimento italiano
1 cucchiaino di peperoncino in polvere
1 cucchiaino di aglio in polvere
1 cucchiaino di sale

Indicazioni:

Preriscalda il forno a 425 ° F. Rivesti una teglia con uno spray da cucina.
Tagliare le focacce a metà, impilare tutte e 6 le metà e tagliare in 6 spicchi. Stendere gli spicchi con il lato

morbido rivolto verso l'alto sulla teglia. Cospargere di spezie e una leggera mano di spray da cucina. Mettere in forno e cuocere per 5-10 minuti, fino a doratura e croccante.

Valore nutrizionale:

Calorie: 80
Proteine: 3 grammi Carboidrati: 15 grammi Grassi: 1 grammo

Barrette di canapa e anacardi al limone

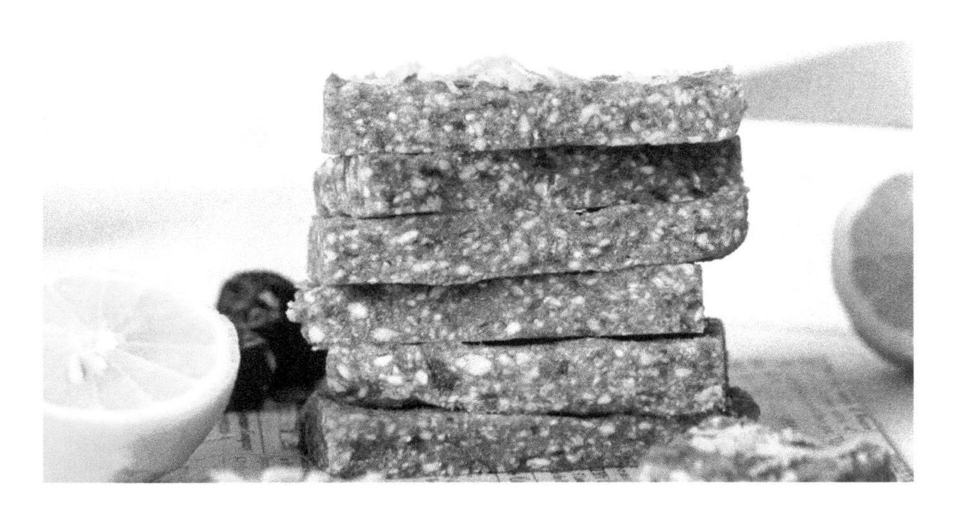

Porzioni: 1
Ingredienti:

1 tazza di anacardi
1 tazza di datteri snocciolati
1/3 di tazza di semi di canapa
1 tazza di proteine in polvere di canapa
2 cucchiai di succo di limone
1 cucchiaio di scorza di limone

Indicazioni:

Mettere gli anacardi in un mixer e frullare fino a macinarli.

Aggiungere i datteri, i semi di canapa e le proteine della canapa e frullare finché non sono ben amalgamati.
Aggiungere la scorza di limone, il succo di limone e frullare fino a ottenere un composto appiccicoso. Metti uno strato di pellicola trasparente su una piccola teglia. Distribuisci in file mescolare uniformemente sopra la pellicola trasparente, quindi coprire con un altro strato di pellicola trasparente. Mettere in freezer per almeno 40 minuti. Rimuovere e tagliare in 8 barrette.

Valore nutrizionale:

Calorie: 249
Proteine: 16 grammi Carboidrati: 23 grammi
Grassi: 12 grammi

Banana Protein Fluff

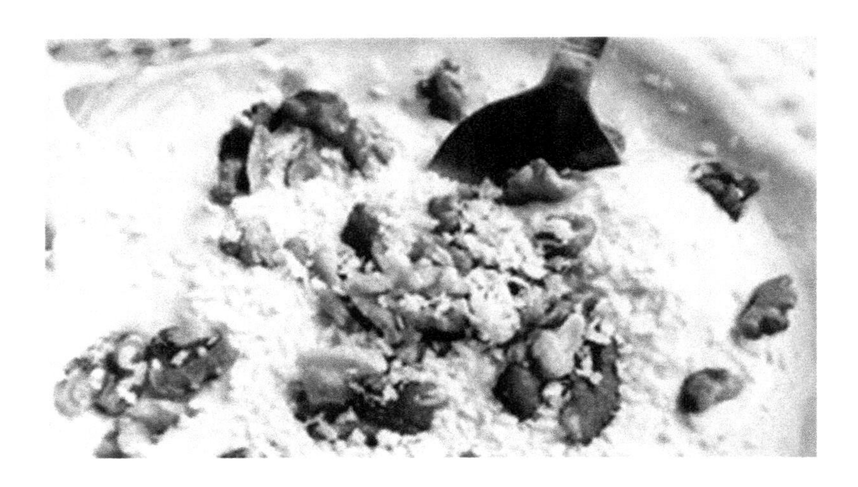

Porzioni: 1
Ingredienti:

1 banana, a fette
1 cucchiaio di estratto di cocco
1/2 tazza di latte di mandorle
2 misurini di proteine del riso integrale al cioccolato
un pizzico di cannella

Indicazioni:

Metti la banana e l'estratto di cocco in un sacchetto a chiusura lampo, agita fino a quando non sono ben combinati e mettili nel congelatore.

Una volta congelati, mettere la banana e il latte di mandorle in un frullatore e frullare fino a formare una poltiglia.
Trasferire il composto in una ciotola di medie dimensioni, aggiungere le proteine in polvere e frullare con un mixer elettrico per 5 minuti o fino a quando non diventa spumoso. Completare con un pizzico di cannella.

Valore nutrizionale:

Calorie: 245
Proteine: 24 grammi Carboidrati: 32 grammi
Grassi: 2 grammi

Involtini Di Hummus Di Zucchine

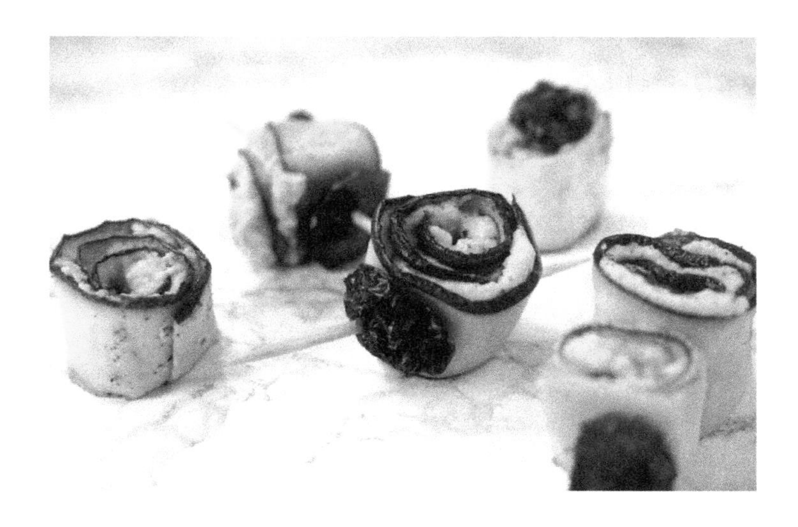

Porzioni: 2
Ingredienti:

6 zucchine a strisce sottili
2 fette di pomodoro, tagliate a metà
4 cucchiai di hummus

Indicazioni:

Con un pelapatate tagliate a julienne 6 strisce sottili di zucchine.

Disponi 3 pezzi, leggermente sovrapposti. Completare con 2 cucchiai di hummus, poi 2 metà di pomodoro. Arrotolare longitudinalmente. Ripetere.

Valore nutrizionale:

Calorie: 129
Proteine: 4 grammi Carboidrati: 16 grammi Grassi: 5 grammi

Salsa di mele fatta in casa

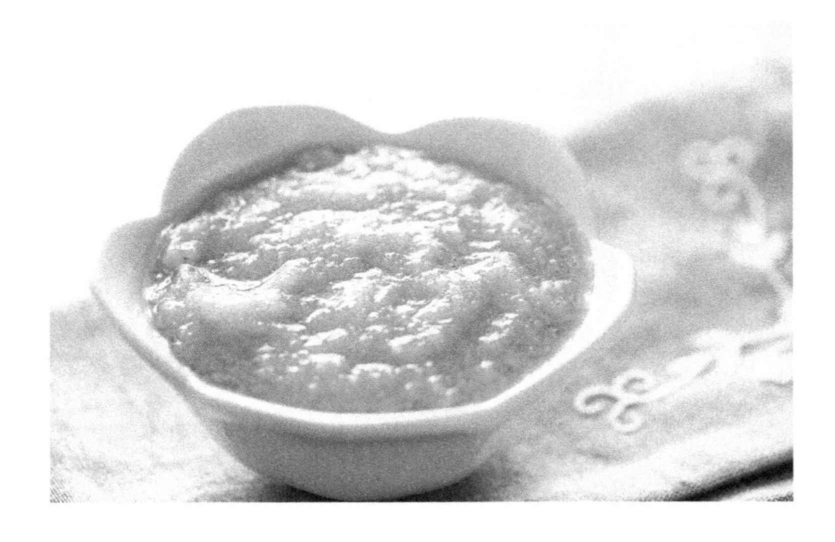

Porzioni: 2
Ingredienti:

4 mele, sbucciate, private del torsolo e tritate
3/4 di tazza d'acqua
1 cucchiaino di stevia
1/2 cucchiaino di cannella in polvere

Indicazioni:

Metti una grande casseruola a fuoco medio. Aggiungi tutti gli ingredienti. Mescolate bene, poi coprite e lasciate cuocere per 15-20 minuti, o finché le mele non saranno diventate morbide.

Lasciar raffreddare, quindi frullare o schiacciare fino a ottenere la consistenza desiderata.

Valore nutrizionale:

Calorie: 95
Proteine: 1 grammo Carboidrati: 25 grammi Grassi: 0 grammi

Antipasto vegetariano italiano

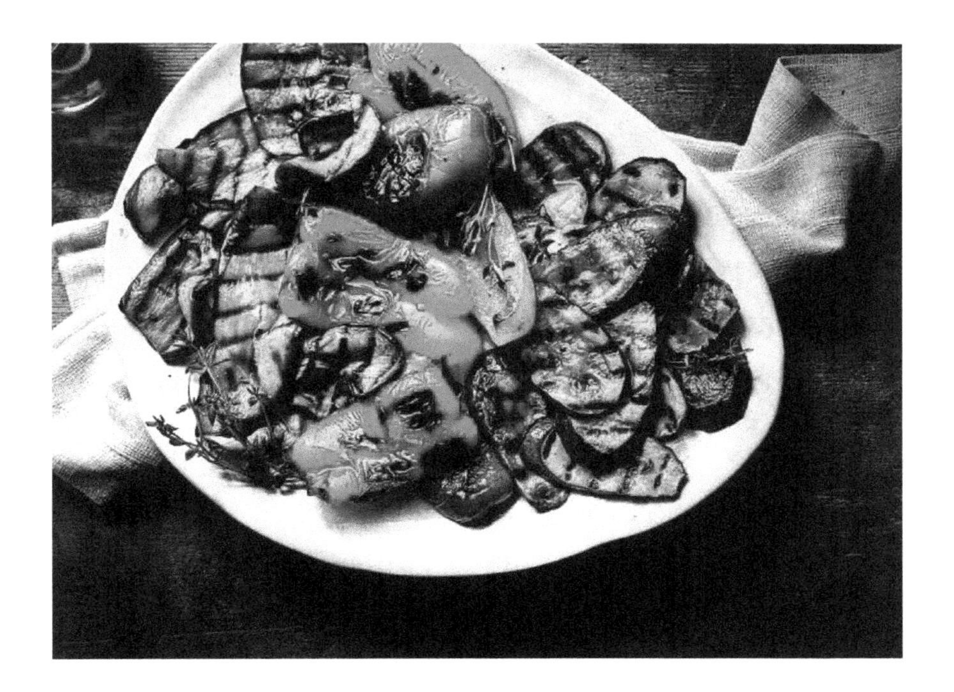

Porzioni: 2
Ingredienti:

2 tazze di aceto bianco
2 tazze d'acqua
1 cucchiaino di stevia
1 foglia di alloro
1 cucchiaino di fiocchi di peperone rosso, diviso
1 cucchiaino di sale, diviso
1 cavolfiore medio
2 gambi di sedano, tagliati a fettine sottili

1 carota, affettata sottilmente
1 peperone rosso, affettato
1 cucchiaio di olio extravergine d'oliva
1/4 cucchiaino di pepe nero macinato

Indicazioni:

Metti una grande casseruola a fuoco medio-alto.
Aggiungere l'aceto, l'acqua, la stevia, la foglia di alloro e 1/2 cucchiaino ciascuno dei fiocchi di peperone rosso e il sale.
Portare ad ebollizione.
Aggiungere il cavolfiore, il sedano, la carota e il peperone e mescolare bene.
Abbassa la fiamma e lascia sobbollire per circa 8 minuti o finché le verdure non sono tenere.
Togliete dal fuoco e lasciate riposare per 5 minuti.
Salvare 3 cucchiai del liquido di cottura e scolare il resto. Trasferisci le verdure in una grande ciotola.
Aggiungere l'olio, il pepe, il liquido di cottura riservato, i restanti 1/2 cucchiaini di peperoncino a scaglie e il sale. Mescola finché non è ben amalgamato.
Coprite e mettete in frigo per almeno 20 minuti, servite ben fredde.

Valore nutrizionale:

Calorie: 58

Proteine: 3 grammi Carboidrati: 9 grammi Grassi: 2 grammi

FRULLATO E DESSERT VEGANO

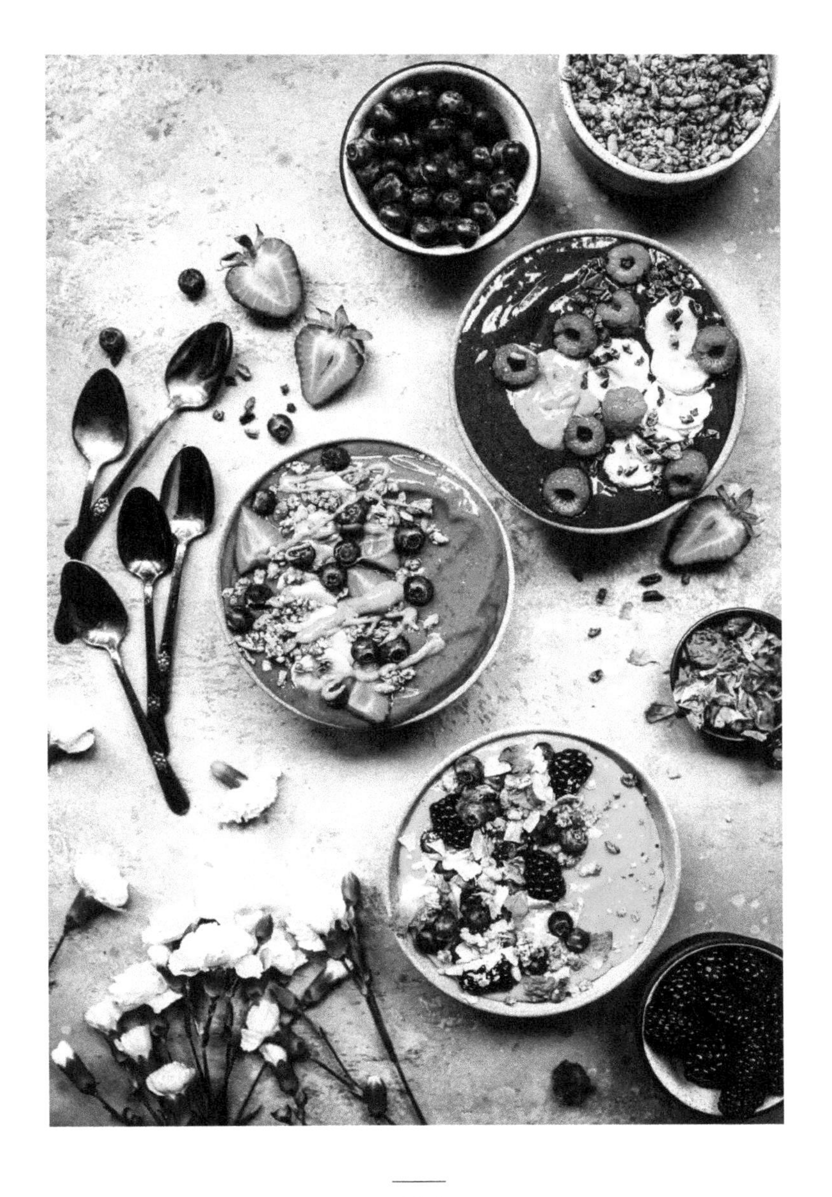

Frullato di peperoncino con mango e lime

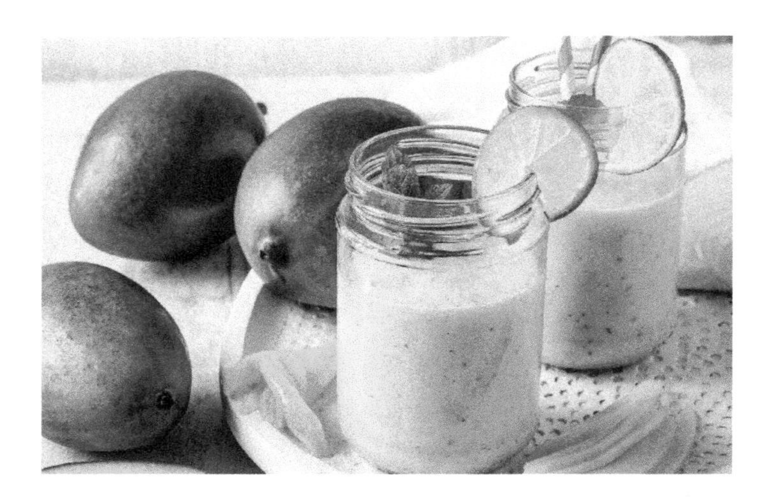

Porzioni: 1
Ingredienti:

1 lime, spremuto
1 banana
1 mango, sbucciato e snocciolato
1/2 jalapeño
1 tazza e mezzo di acqua
1 tazza di ghiaccio
1 cucchiaio di semi di lino macinati
1 porzione di proteine della canapa in polvere
1 cucchiaio di nettare di agave

Indicazioni:

Frulla tutti gli ingredienti fino a quando lo desideri consistenza.

Valore nutrizionale:

Calorie: 467
Proteine: 26 grammi Carboidrati: 85 grammi
Grassi: 7 grammi

Frullato proteico more e mirtillo

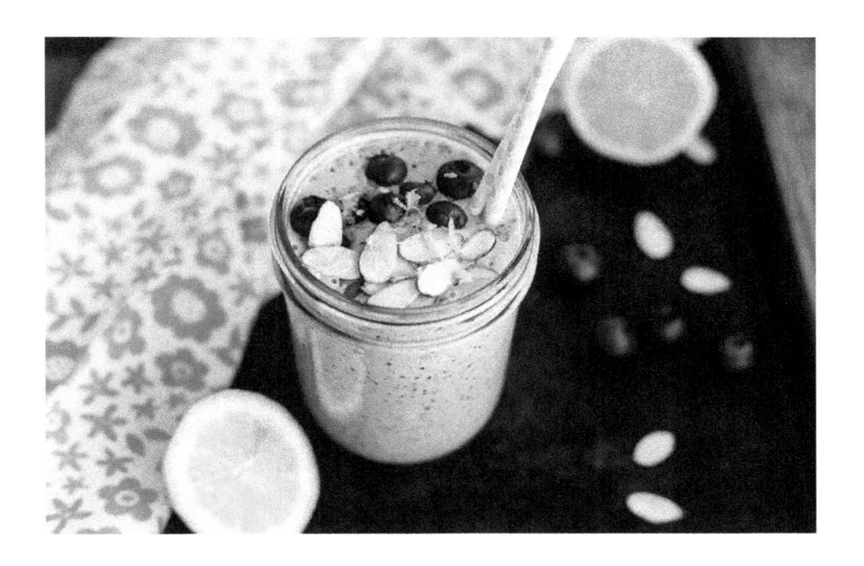

Porzioni: 1
Ingredienti:

1 banana, congelata
1/2 tazza di mirtilli
1/2 tazza di more
1 tazza di latte di mandorle
1 cucchiaio di granella di cacao
1 porzione di proteine della canapa in polvere
4-6 cubetti di ghiaccio

Indicazioni:

Frulla tutti gli ingredienti fino a ottenere la consistenza desiderata.

Valore nutrizionale:

Calorie: 412
Proteine: 28 grammi Carboidrati: 58 grammi
Grassi: 10 grammi

Cherry Cannella Protein Blast

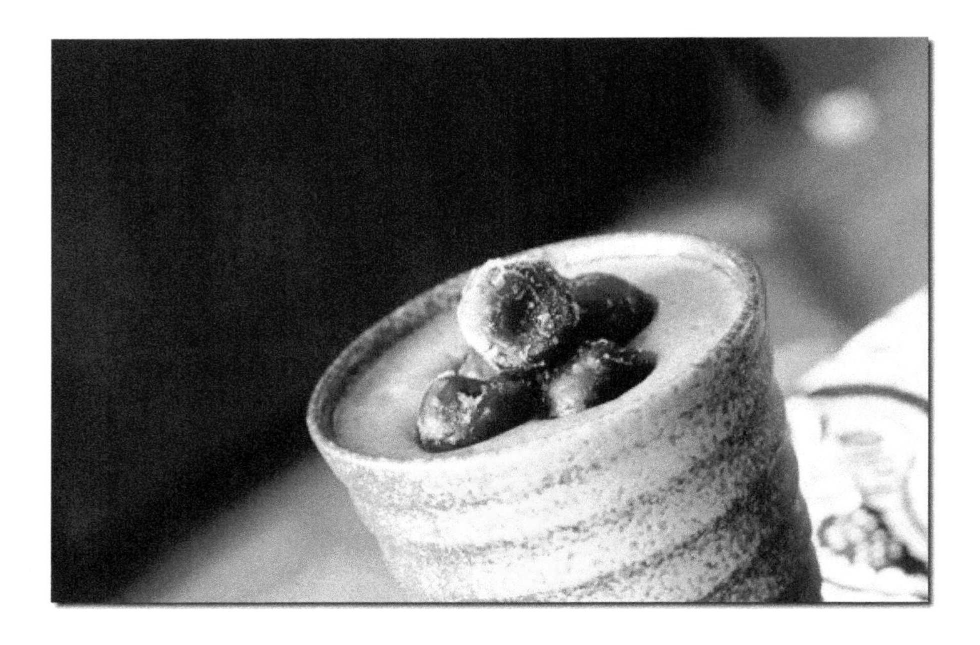

Porzioni: 2
Ingredienti:

1/2 banana grande, congelata
3/4 di tazza di ciliegie snocciolate
2 cucchiaini di cannella
1 tazza di latte di mandorle
2 cucchiai di proteine del riso in polvere
4-6 cubetti di ghiaccio (opzionale)

Indicazioni:

Frulla tutti gli ingredienti fino a ottenere la consistenza desiderata.

Valore nutrizionale:

Calorie: 282
Proteine: 27 grammi Carboidrati: 38 grammi
Grassi: 3 grammi

Budino di pane alla banana e caramello

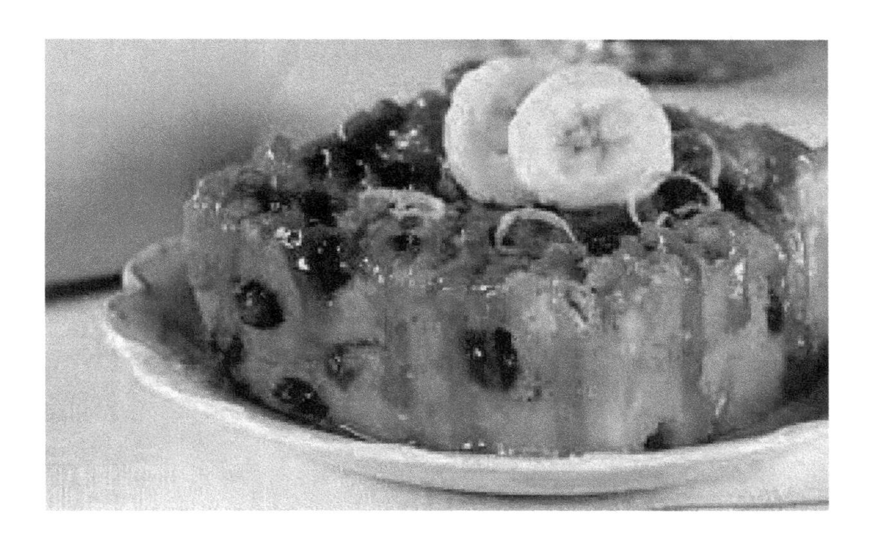

Porzioni: 1
Ingredienti:

2 grandi banane mature
1/2 tazza di pasta
3/4 tazza di latte di mandorle
2 cucchiaini di cannella
8 fette di pane integrale alla cannella con uvetta, a cubetti
1/2 tazza di latte di cocco

Indicazioni:

Preriscalda il forno a 375 ° F.
In un frullatore, aggiungi le banane, la pasta di datteri, il latte di mandorle e la cannella e frulla fino a che liscio.
Trasferisci in una ciotola capiente. Aggiungere i cubetti di pane nel boccale e mescolare fino a quando sono ben combinati.
Dividete il composto di pane in 4 stampini, versateci sopra 2 cucchiai di latte di cocco. Mettere in forno e cuocere per circa 20 minuti, o fino a quando il pane sarà dorato e caramellato.

Valore nutrizionale:

Calorie: 407
Proteine: 9 grammi Carboidrati: 83 grammi Grassi: 10 grammi

Ananas Arrosto

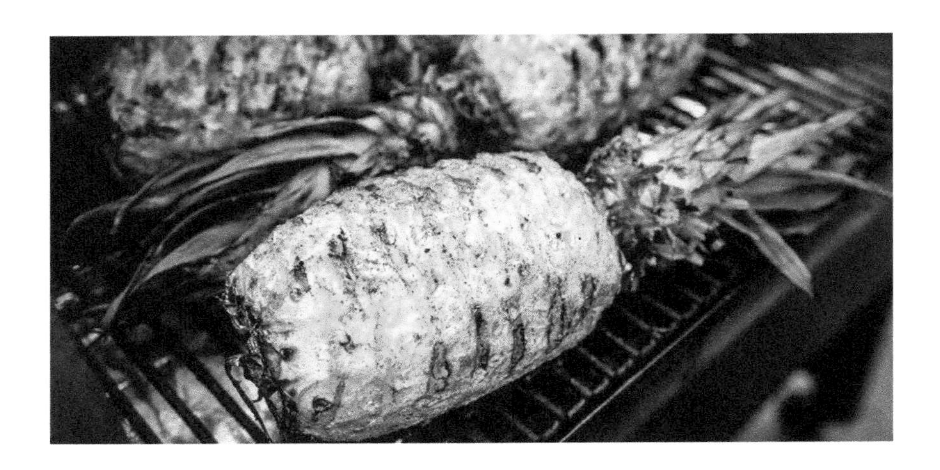

Porzioni: 2
Ingredienti:

6 fette di ananas, spesse circa 1/2 pollice
2 cucchiai zucchero di canna

Indicazioni:

Preriscaldare la griglia. Rivesti una teglia con uno spray da cucina.
Stendere l'ananas sulla teglia e cospargere di zucchero di canna.
Cuocere per 10-15 minuti o fino a doratura. Girare e cuocere alla griglia per altri 5-10 minuti, fino a doratura.

Valore nutrizionale:

Calorie: 117 Proteine: 1 grammo
Carboidrati: 31 grammi Grassi: 0 grammi

Budino Di Patate Dolci Al Cioccolato

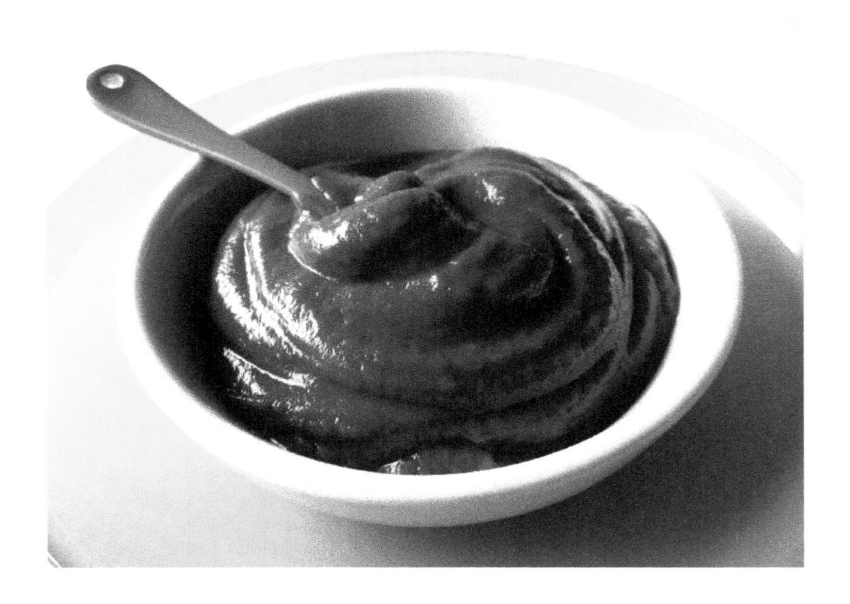

Porzioni: 2
Ingredienti:

1/2 patata dolce media, cotta
1 avocado medio
5 datteri, snocciolati e ammollati
2 cucchiai di carruba o cioccolato in polvere
1/4 di tazza d'acqua

Indicazioni:

In un robot da cucina aggiungere gli ingredienti e il legume fino a quando gli ingredienti sono per lo più mescolati.
Accendi la fiamma e aggiungi lentamente altra acqua finché il budino non sarà liscio.

Valore nutrizionale:

Calorie: 253
Proteine: 4 grammi Carboidrati: 37 grammi Grassi: 13 grammi

Budino di riso

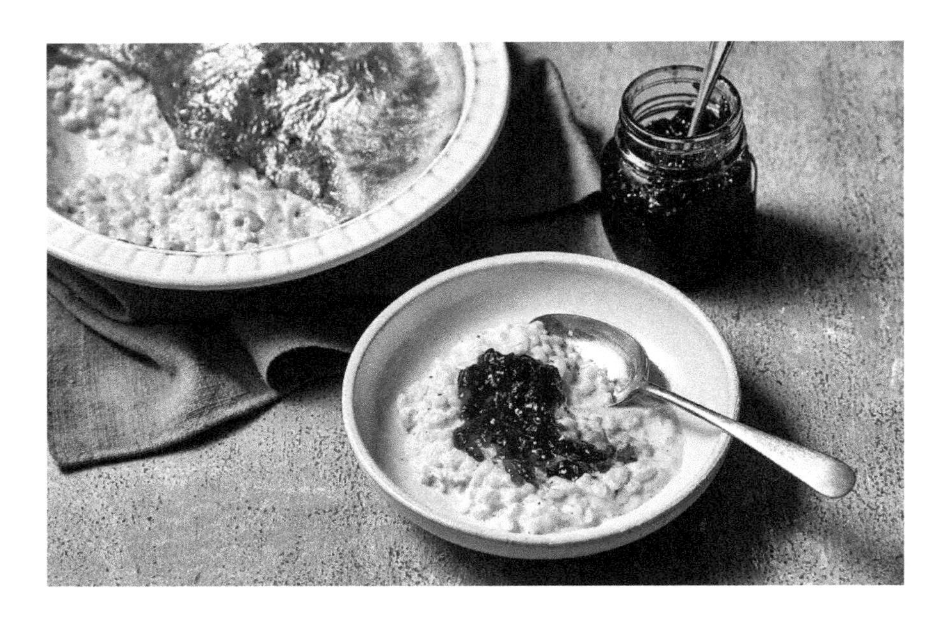

Porzioni: 3
Ingredienti:

3 tazze di latte scremato
1/2 tazza di riso Arborio
1/3 di tazza di uvetta
1/2 cucchiaino di stevia o altro dolcificante naturale
2 cucchiaini di scorza di limone
1 cucchiaino di estratto di vaniglia
1/8 cucchiaino di sale
1/4 cucchiaino di cannella

Indicazioni:

In una casseruola media, aggiungere il latte, il riso, l'uvetta e la stevia e mettere a fuoco medio-alto. Portare a ebollizione mescolando continuamente. Ridurre la fiamma e cuocere a fuoco lento, fino a quando il riso è tenero, circa 20 - 25 minuti. Mescola costantemente verso la fine per evitare che si bruci.
Togliere dal fuoco, aggiungere la scorza di limone, l'estratto di vaniglia e il sale e mescolare bene. Cospargere di cannella.

Valore nutrizionale:

Calorie: 191
Proteine: 8 grammi Carboidrati: 37 grammi Grassi: 0 grammi

Banane al rum

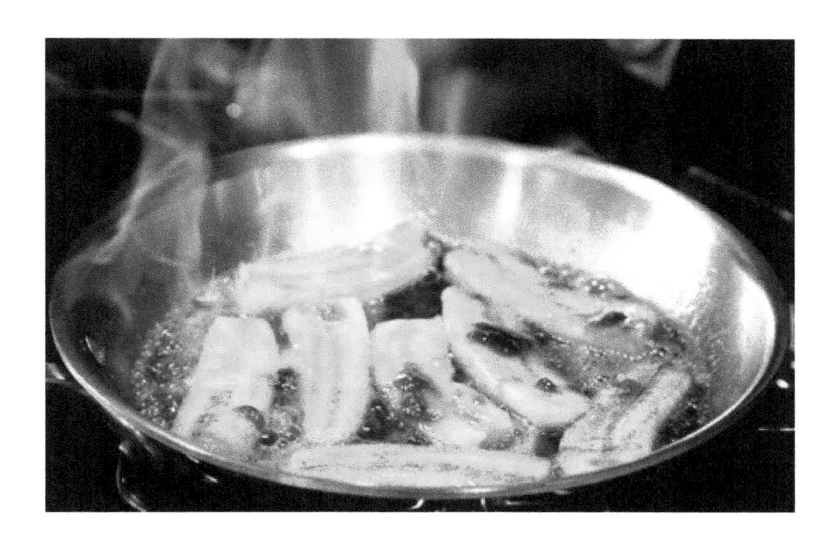

Porzioni: 2
Ingredienti:

2 banane, tagliate in quarti
2 cucchiai di zucchero di canna
1 cucchiaino di burro
1/2 cucchiaino di olio di canola
2 cucchiai di rum scuro
1 cucchiaino di succo di lime
1/8 cucchiaino di cannella
4 cucchiai di yogurt greco alla vaniglia

Indicazioni:

Metti una padella antiaderente di media grandezza a fuoco medio.
Aggiungere lo zucchero di canna, il burro e l'olio e rosolare fino a quando bolle.
Aggiungere il rum, il succo di lime e la cannella e continuare a rosolare fino a quando non si sarà leggermente addensato.
Aggiungere le banane, cuocere, mescolando di tanto in tanto, finché sono teneri.
Dividete in 2 porzioni uguali e coprite con 2 cucchiai di yogurt alla vaniglia.

Valore nutrizionale:

Calorie: 201
Proteine: 2 grammi Carboidrati: 34 grammi Grassi: 5 grammi

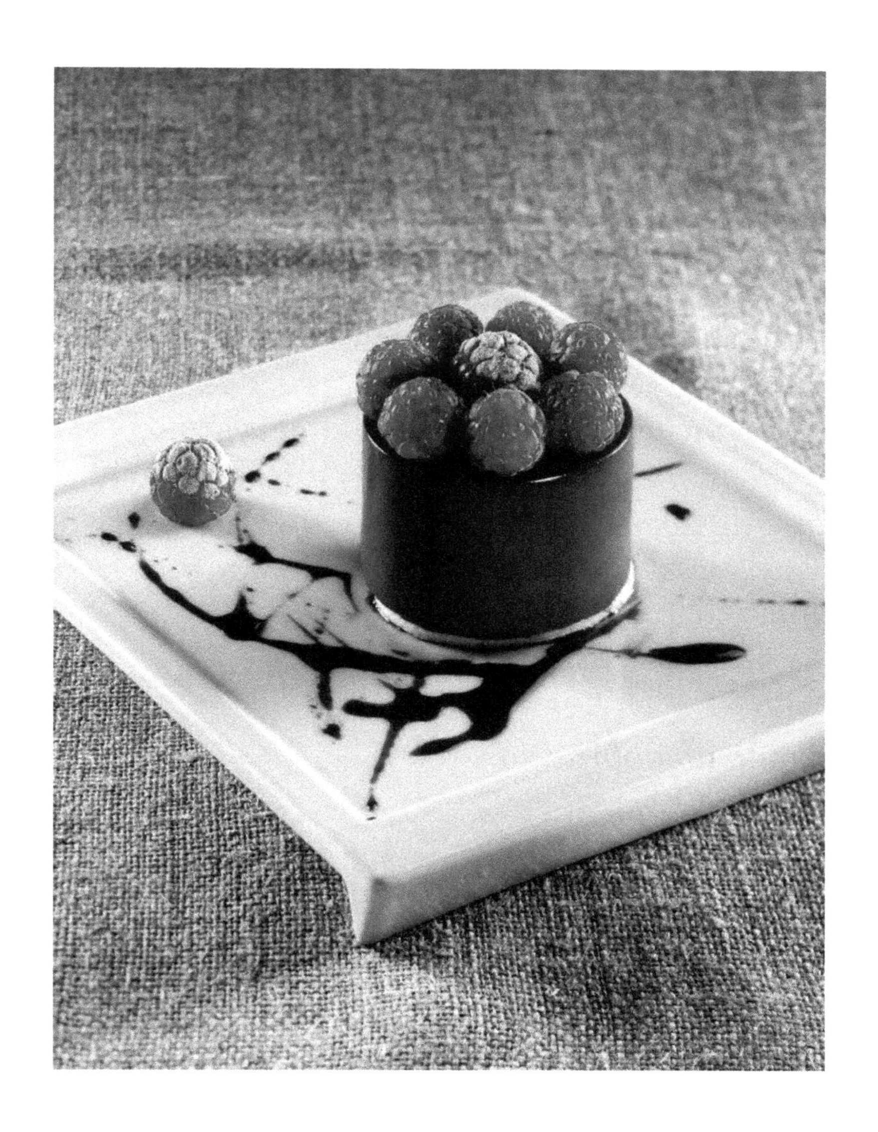

Conclusioni

Spero che questo libro ti sia stato utile per raggiungere i tuoi obiettivi e smentire una volta per tutte che anche coloro che mangiano vegano possono facilmente avere grandi risultati in termini sia fisici che mentali.

Ti mando un abbraccio.

CPSIA information can be obtained
at www.ICGtesting.com
Printed in the USA
LVHW081630130621
690126LV00009B/430